Migliora il tuo

salute dei reni

Strategie basate sull'evidenza per gestire, prevenire e invertire l'impatto della malattia renale per un benessere ottimale

Dr Harmony Bridge

Disclaimer

Le informazioni contenute in questo libro sono destinate esclusivamente a scopi didattici generali e non devono essere interpretate come un consiglio medico. Non sostituisce l'assistenza medica professionale. Si prega di consultare il proprio medico prima di iniziare qualsiasi nuovo programma di esercizi o apportare modifiche alla dieta o al regime terapeutico.

Come professionista sanitario dedicato con una passione per il benessere olistico, ho intrapreso un viaggio per svelare i misteri della salute dei reni. Questo libro, "Migliora la salute dei tuoi reni", è il culmine di ricerche approfondite, approfondimenti clinici e impegno nel fornire alle persone le conoscenze e gli strumenti per trasformare la loro salute. La mia speranza è che questa guida serva da faro di speranza e da tabella di marcia verso una rinnovata vitalità.

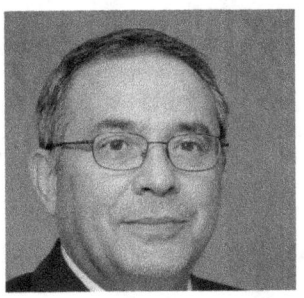

Dr Harmony Bridge

Contenuto

Introduzione

Era un martedì pomeriggio quando Mary arrivò nel mio ufficio, il viso segnato dalla paura. A soli 42 anni le fu diagnosticata una malattia renale cronica dopo che un esame del sangue di routine aveva indicato alti livelli di creatinina. Come medico che ha curato diversi pazienti renali, ho potuto identificare il terrore nei suoi occhi: la paura della dialisi, di un trapianto, che la sua vita non fosse più la stessa.

Ricordo chiaramente la nostra prima discussione. Ha parlato delle sue due ragazze e delle sue intenzioni di portarle a Disney World. Ha parlato della corsa delle maratone e del suo lavoro ad alta potenza. E mentre parlava, potevo sentire le domande implicite sotto le sue parole: "Perderò tutto questo a causa dei miei reni indeboliti?"

Conoscevo i fatti: la malattia renale cronica è in aumento e colpisce circa 1 persona su 7 negli Stati Uniti. Ho capito che raramente migliora senza assistenza. Eppure, ho anche capito che con il piano di trattamento corretto, la funzione renale può stabilizzarsi e persino mostrare un notevole miglioramento per alcuni pazienti.

Nei sei mesi successivi, Mary ed io lavorammo a stretto contatto per costruire un piano terapeutico integrato, in particolare per lei. Ha apportato modifiche dietetiche impegnative, si è impegnata con un fisioterapista esperto nel trattamento della malattia renale cronica e ha reso la gestione dello stress una priorità. Risultato di laboratorio dopo risultato di laboratorio, ho rivelato vedendo Mary che i medici che l'avevano informata che non c'era modo di cambiare la sua prognosi. Durante l'appuntamento di controllo a 6 mesi, non dimenticherò mai il suo piacere nel vedere il suo ultimo livello di creatinina tornare nell'intervallo normale.

Storie come quella di Mary mi hanno spinto a creare questo libro. Come medico praticante da oltre vent'anni, ho visto da vicino centinaia di casi di malattia renale cronica (IRC). Ho anche assistito a sorprendenti guarigioni renali che la maggior parte degli specialisti considera non plausibili. Queste esperienze mi hanno insegnato che, sia nelle fasi iniziali che in quelle più avanzate, la malattia renale cronica non deve essere una condanna a vita per i pazienti. C'è speranza.

La National Kidney Foundation stima che l'insufficienza renale cronica colpisca il 15% di tutti gli adulti a livello globale, per un totale di circa 500 milioni di individui. Con l'espansione delle epidemie di diabete e ipertensione – due importanti fattori di rischio per le malattie renali – gli scienziati prevedono che questa cifra continuerà a salire. Per coloro che ricevono la diagnosi, il futuro previsto dai medici è generalmente triste: previsioni di un'eventuale dialisi, regimi di prescrizione difficili e diete restrittive. E inevitabilmente questi discorsi si concludono con l'idea che il deterioramento renale sia inevitabile e permanente.

Tuttavia, avendo ricercato approcci integrativi per aumentare la funzionalità renale nel corso della mia intera carriera medica, mi permetto di non essere d'accordo. Il vero recupero dalla malattia renale cronica implica l'identificazione delle ragioni fondamentali, l'adozione di appropriate modifiche dello stile di vita e il mantenimento della normale funzione renale. Lo scopo di questo libro è integrare la mia conoscenza decennale in una risorsa accessibile per sfruttare lo straordinario potenziale di guarigione del rene.

All'interno di queste pagine scoprirai: - La scienza più recente dietro lo sviluppo delle malattie renali e ciò che alimenta il deterioramento renale cronico - Come interventi mirati e personalizzati sullo stile di vita possono migliorare notevolmente la salute dei reni - I promettenti nuovi orizzonti dei nutraceutici, dei medicinali a base di erbe e delle modalità all'avanguardia per il supporto renale - Storie vere di pazienti diventati sopravvissuti che vivono la loro vita migliore dopo aver invertito la malattia renale cronica avanzata

Che tu abbia ricevuto una nuova diagnosi o che tu soffra di una malattia renale da anni, questo libro metterà in discussione tutto ciò che apprendi sulla terapia standard della malattia renale cronica. Potrebbe anche incoraggiarti a porre domande imbarazzanti al tuo medico. Il mio obiettivo è che entro l'ultima pagina tu ti renda conto che il benessere renale sostenibile è alla tua portata.

Cominciamo a sfruttare il grande potenziale di recupero dei vostri reni.

Capitolo uno

Una panoramica completa delle malattie renali

Struttura e funzione del rene

Al centro della schiena, adagiati contro la cavità addominale superiore, sono situati una coppia di organi a forma di fagiolo, i reni, ciascuno delle dimensioni di un pugno. I reni svolgono diverse importanti funzioni associate alla disintossicazione e all'omeostasi; sono costituiti da circa un milione di minuscoli nefroni, che funzionano come unità di filtraggio indipendenti.

Tra questi ruoli vitali ci sono:

Filtrazione del sangue

Per mantenere l'equilibrio elettrolitico, eliminare le sostanze inquinanti ed estrarre minerali, i reni filtrano 120-150 litri di sangue al giorno attraverso i loro nefroni. Nel glomerulo, le sostanze chimiche vengono separate in base alla dimensione della molecola mediante ultrafiltrazione; nei tubuli renali le molecole necessarie vengono rimesse in circolo attraverso un riassorbimento selettivo; e i rifiuti vengono secreti come urina.

Controllo del livello dei liquidi

L'idratazione ottimale e il volume/pressione sanguigna sono mantenuti dai reni rispettivamente mediante la conservazione o l'eliminazione di elettroliti e acqua. Ormoni come la renina-angiotensina-aldosterone, insieme all'ormone antidiuretico, aiutano a modulare l'impulso della sete, i tassi di assorbimento e la produzione di urina per mantenere equilibrati i livelli di liquidi.

Eliminazione dei rifiuti metabolici

Mentre il sangue viaggia attraverso milioni di nefroni, l'urea e l'acido urico derivanti dalla degradazione delle proteine, insieme alla creatinina dei muscoli e ai residui di farmaci, vengono filtrati dal plasma sanguigno mentre passa attraverso i reni ogni 30 minuti. Le tossine e gli ioni in eccesso vengono rilasciati nelle urine.

Controllo della pressione sanguigna

Il sistema ormonale renina-angiotensina-aldosterone, insieme ai recettori della pressione nei reni, monitora e controlla il volume del sangue e la resistenza vascolare come un modo per mantenere la pressione sanguigna. I reni possono regolare rapidamente la ricaptazione del cloruro di sale e la produzione di urina per controllare la pressione arteriosa.

Attivazione della vitamina D

La vitamina D ricevuta dalla dieta o dall'esposizione solare viene elaborata dai reni per l'attivazione. Questa vitamina D attivata consente un efficace assorbimento del calcio nell'intestino; vitale per la salute delle ossa.

Rilascio di ormoni

I reni producono ormoni eritropoietina, renina e 1,25-diidrossicolecalciferolo (vitamina D3 attivata) direttamente in circolo per guidare la sintesi dei globuli rossi, regolare la pressione arteriosa e gestire di conseguenza il metabolismo del calcio.

Con implicazioni di così vasta portata, è evidente che i reni funzionanti sono cruciali per il benessere generale. Se compromessi, lo stile di vita quotidiano e persino la sopravvivenza potrebbero essere drasticamente compromessi.

Cause comuni e fattori di rischio per la malattia renale

Esistono numerose possibili cause di lesioni e malattie renali. I più frequenti negli Stati Uniti sono il diabete non controllato che porta a nefropatia diabetica, l'ipertensione con conseguente nefrosclerosi ipertensiva e l'infiammazione cronica della glomerulonefrite.

Diabete e glicemia alta

Oltre 30 milioni di americani hanno il diabete e altri 80 milioni hanno il prediabete: entrambi comportano livelli di zucchero nel sangue più alti del normale che possono danneggiare i filtri dei glomeruli all'interno dei nefroni renali. Ciò porta alla fuoriuscita di proteine nelle urine poiché le tossine si accumulano nel sangue nel corso degli anni. È stato dimostrato che la gestione dei livelli di HbA1c ritarda il deterioramento renale.

Ipertensione e pressione alta

Allo stesso modo onnipresente in tutta la popolazione, l'aumento cronico della pressione sanguigna richiede ai reni e al cuore di lavorare troppo sforzandosi di pompare un volume maggiore attraverso i capillari. Ciò può produrre nel tempo cicatrici sulle membrane basali dei glomeruli e sulle arteriole renali adiacenti, portando a malattia renale cronica.

Glomerulonefrite Infiammazione

Una condizione infiammatoria produce l'infiammazione direttamente all'interno delle microscopiche strutture dei glomeruli renali che filtrano i rifiuti e l'acqua in eccesso. Interferisce con la loro permeabilità selettiva e può distruggere in modo permanente la loro barriera di filtrazione, consentendo alle proteine del sangue come l'albumina di fluire nelle urine mentre intrappolano le tossine in circolazione con conseguente uremia.

Oltre a questi principali colpevoli, altre ragioni probabili includono malformazioni congenite, infezioni delle vie urinarie che trasferiscono l'infezione ai reni, traumi renali, cancro, tossine, calcoli renali che limitano il flusso di urina e malattie genetiche ereditarie.

Quelli a rischio più elevato probabilmente hanno malattie in comorbidità come ipertensione o diabete insieme a caratteristiche sociodemografiche tra cui età avanzata, storia familiare di malattie renali, fumo, obesità e origini afroamericane, ispaniche, isolane del Pacifico o indigene americane. Affrontare tempestivamente i fattori di rischio controllabili è fondamentale.

Fasi della malattia renale cronica

La malattia renale cronica (IRC) comporta una progressiva diminuzione della funzionalità renale nel corso di mesi o anni. Poiché i nefroni sono sempre più danneggiati da diabete incontrollato, pressione alta, infiammazioni o altri motivi, i reni hanno maggiori difficoltà a filtrare efficacemente il sangue e a bilanciare i liquidi e gli elettroliti all'interno del corpo.

Esistono 5 fasi della malattia renale cronica a seconda dell'esistenza di indicatori come la velocità di filtrazione glomerulare (GFR) e l'albuminuria. Il trattamento si concentra sul ritardare l'ulteriore sviluppo della malattia renale allo stadio terminale che necessita di dialisi o trapianto.

Fase 1 dell'insufficienza renale cronica

Leggera compromissione renale con capacità di filtrazione normale evidenziata dalla velocità di filtrazione glomerulare stimata (eGFR) pari a 90 ml/min/1,73 m2 o superiore. Di solito non sono visibili sintomi evidenti. In alcune circostanze, la proteina albumina può fluire nelle urine come indicatore precoce.

Stadio 2 della malattia renale cronica

Indica una modesta diminuzione della funzionalità renale con eGFR che scende leggermente al di sotto del normale fino a 60-89 ml/min/1,73 m2, comunemente accompagnato da albuminuria cronica. Potrebbero iniziare a manifestarsi stanchezza, prurito, crampi o gonfiore.

Stadio 3 della malattia renale cronica: perdita moderata

L'eGFR scende ulteriormente a 30-59 ml/min/1,73 m2, dimostrando che i reni non sono in grado di rimuovere efficacemente i rifiuti metabolici e i liquidi in eccesso. I sintomi includono spesso stanchezza, cambiamenti di appetito, problemi del sonno REM, ipertensione, anemia, malattie ossee e possibili conseguenze cognitive.

Fase 4 IRC: perdita grave

Qui l'eGFR scende tra 15-29 ml/min/1,73 m2 con una capacità estremamente ridotta di bilanciare correttamente liquidi/elettroliti o filtrare gli inquinanti del flusso sanguigno. È necessaria la preparazione per la terapia sostitutiva renale prevista a breve tramite dialisi o trapianto. Può verificarsi una grave uremia che causa nausea, prurito, crampi, perdita di proteine, anomalie elettrolitiche e difficoltà endocrine.

Stadio 5 della malattia renale cronica: insufficienza renale

Questa fase finale prevede che l'eGFR scenda al di sotto di 15 ml/min/1,73 m2, suggerendo un'insufficienza renale praticamente totale con un accumulo di inquinanti di scarto come urea e creatinina. Senza gestione, i problemi diventano pericolosi per la vita: la ritenzione di liquidi può portare a edema polmonare; i cambiamenti elettrolitici innescano l'aritmia; gli squilibri ormonali danneggiano la funzione del sistema endocrino. La dialisi o il trapianto sono necessari per preservare la vita.

Le tecniche di medicina di precisione possono aiutare a prevedere il ritmo della progressione anche nelle fasi iniziali, alcune delle quali sono in grado di mantenere la funzione renale per decenni mentre altre degenerano rapidamente. Indipendentemente dalla causa, apportare modifiche preventive allo stile di vita non appena si sviluppa proteinuria o ridotta capacità di filtrazione offre una prospettiva ottimale.

Quando cercare assistenza medica

Poiché i reni hanno una straordinaria capacità di riserva, i sintomi della malattia renale cronica spesso non si manifestano finché oltre il 50% della funzione non è già stata eliminata. Tuttavia, il trattamento precoce dei sintomi iniziali di irregolarità fa una grande differenza nei risultati. Il monitoraggio delle persone ad alto rischio è fondamentale. Le raccomandazioni includono:

Ottieni controlli annuali

Gli adulti con diabete di tipo 2, ipertensione o storia familiare dovrebbero sottoporsi a visite mediche annuali che includano test per l'eGFR e il rapporto albumina/creatinina nelle urine. Questo screening quantitativo può identificare la malattia renale in stadio iniziale per una gestione rapida.

Affrontare i risultati anomali

Se gli esami del sangue o delle urine iniziano a indicare un calo di eGFR < 60 o un'elevata albuminuria/proteinuria, rivolgersi immediatamente a un medico nefrologico per scoprirne le ragioni e iniziare farmaci come gli ACE inibitori per preservare i nefroni sopravvissuti.

Monitorare la dieta e lo stile di vita

Cerca di ridurre al minimo il sale, gli alimenti trasformati, l'alcol e le sostanze nefrotossiche, aumentando al tempo stesso gli alimenti e le bevande che supportano i reni nella tua dieta quotidiana. Il controllo della glicemia e della pressione sanguigna entro i limiti prescritti mantiene la salute dei reni a lungo termine.

Tieni traccia dei sintomi

Osserva attentamente sintomi come caviglie gonfie, difficoltà di concentrazione, gambe irrequiete, stanchezza, perdita di appetito, sapore metallico e nausea, e presta attenzione agli schemi in aumento anche se piccoli. Mantenere registrazioni complete dei sintomi aiuta la diagnosi e la gestione.

Affronta rapidamente le infezioni

Se non trattate, la maggior parte delle infezioni del tratto urinario, delle infezioni da streptococco, dell'HIV o dell'epatite possono compromettere in modo permanente la salute dei reni. Avere una temperatura elevata superiore a 101 F per oltre 3 giorni con dolore o minzione urgente richiede una coltura precoce e un'azione antibiotica per ridurre al minimo la diffusione renale.

Cercare cure di emergenza per * Ipertensione non controllata con sistolica/diastolica ≥ 180/120 * Segni di uremia come pericardite, fastidio al torace * Sovraccarico di liquidi con edema polmonare come grave mancanza di respiro

Gli esami in corso insieme alla cura dei cambiamenti dei sintomi e delle infezioni offrono la migliore opportunità di stabilità. Una volta raggiunto lo stadio 3 della malattia renale cronica, la pianificazione emotiva e logistica della probabile dialisi o trapianto nei prossimi 5-10 anni aiuta ad affrontare la crescente perdita.

Sostenere la salute dei reni dovrebbe essere al centro di qualsiasi approccio al benessere, dati i benefici significativi che comporta una funzione ottimale. Dare priorità a scelte di stile di vita preventive e agire tempestivamente quando i reni presentano tensione porta alla migliore prognosi a lungo termine.

Capitolo due

Cambiamenti nello stile di vita per migliorare la salute dei reni

Implementazione di una dieta favorevole ai reni

Una delle terapie più importanti ma sottoutilizzate per promuovere la salute dei reni è l'adozione di una dieta basata sull'evidenza e favorevole ai reni. Man mano che la funzione renale diminuisce, l'accumulo di scorie nel sangue può produrre sintomi e danni, mentre gli squilibri liquidi/minerali mettono a dura prova gli organi. Fortunatamente, scelte alimentari intelligenti possono ridurre considerevolmente lo sviluppo controllando i sintomi.

Approcci dietetici chiave

Basso contenuto di proteine
Limitare le proteine alimentari aiuta a ridurre la formazione di urea e di scorie azotate quando i reni indeboliti faticano a filtrare efficacemente il sangue. Le linee guida suggeriscono di ridurre le proteine a 0,6-0,8 g per chilogrammo di peso corporeo al giorno a seconda dello stadio dell'insufficienza renale. Ottenere energia sufficiente da altri nutrienti come i carboidrati è invece fondamentale.

Basso contenuto di sodio
Allo stesso modo, limitare il consumo di sodio/sale aiuta l'equilibrio dei liquidi, riducendo allo stesso tempo la sete e l'ipertensione, variabili importanti nello sviluppo della malattia renale cronica. Rimani entro 2000-4000 mg di sodio al giorno a seconda dell'andamento del test. Evitare sale aggiuntivo e pasti trasformati aiuta a ridurre al minimo il consumo totale.

Fosforo basso

I reni danneggiati causano un accumulo eccessivo di fosforo che porta a malattie ossee, prurito e calcificazione delle arterie o con risultati di peggioramento del tessuto cardiaco. I leganti del fosforo sono talvolta suggeriti durante i pasti insieme alla riduzione del fosforo alimentare proveniente da latticini, carne, uova, noci e bevande.

Antinfiammatorio

Scegliere più verdure, frutta e proteine vegetali piuttosto che carne, omega-3 rispetto a omega-6, erbe/spezie e tè verde ed evitare alcol o nicotina aiutano a ridurre al minimo l'infiammazione sistemica che causa ulteriori danni ai reni in molte circostanze.

Alimenti di supporto renale

Alcuni prodotti ricchi di sostanze fitochimiche e antiossidanti aiutano la pulizia fornendo al contempo importanti nutrienti, prebiotici e alcalinizzazione; carciofi, frutti di bosco, sedano, pompelmo, verdure crocifere, aglio, cipolla, cannella e curcuma formano una rotazione regolare. Rimani ben idratato anche con bevande come l'acqua e il limone.

Orari dei pasti

Mangiare pasti più piccoli e frequenti aiuta a regolare il carico nutrizionale sui reni in base ad alcune sedute pesanti che aumentano i fabbisogni. Consentire la normale digestione evitando di mangiare entro 2-3 ore prima di andare a letto. Coordinare la dialisi PD o farmaci specifici a stomaco vuoto secondo necessità.

Consulenza nutrizionale

Ricevere consulenza personalizzata da un dietista esperto proprio nelle diete renali garantisce che un numero sufficiente di calorie e nutrienti totali siano mantenuti a lungo termine massimizzando al tempo stesso la cura dei reni. È utile tenere un diario per identificare gli alimenti problematici.

Il programma dietetico appropriato deve combinare proteine, lipidi e minerali essenziali con la disintossicazione renale... pur trovando soddisfazione nel mangiare. La pazienza con le regolazioni fornisce la migliore aderenza a lungo termine.

Gestione dei liquidi e degli elettroliti

Una particolare attenzione all'assunzione di liquidi ed elettroliti costituisce una pietra miliare nella cura della salute dei reni. I reni indeboliti lottano per mantenere un volume adeguato di liquidi e un equilibrio minerale in tutto il corpo. Questo equilibrio interrotto porta a problemi pericolosi come ipertensione incontrollata, edema polmonare, gambe senza riposo, stanchezza, aritmie e convulsioni se non trattato.

Per fortuna varie tecniche di supporto possono aiutare a bilanciare i livelli di idratazione e di elettroliti:

Misurare la produzione di urina

Il monitoraggio quotidiano delle urine aiuta a misurare lo stato di idratazione e se emergono indicazioni cliniche di eccesso di volume. I rapporti input/output forniscono dati essenziali. Un improvviso abbassamento dell'oliguria < 400 cc al giorno segnala la necessità di un trattamento urgente.

Assunzione moderata di liquidi

La restrizione generale dei liquidi aiuta a gestire la pressione sanguigna e l'edema (gonfiore). Gli obiettivi di assunzione dipendono dalla produzione di urina ma variano da 1000-1500 ml (34-50 once) al giorno compresi tutti i pasti e le bevande combinati.

Ridurre al minimo gli alimenti ricchi di sodio

Limitare il sodio/sale aiuta a gestire la sete riducendo la ritenzione di liquidi che affatica i reni e la circolazione. Limitare il consumo di cibo trasformato, in scatola e al ristorante riduce sostanzialmente il sale nascosto.

Equilibrio del potassio

I reni danneggiati causano un eccesso di potassio raccogliere, alzare rischio di aritmia. Il monitoraggio dei livelli aiuta a consigliare cambiamenti dietetici adeguati agli alimenti ricchi di potassio, tra cui patate, pomodori, frutta e latte.

Modificazione del fosforo

Allo stesso modo, il fosforo in eccesso proveniente dalle bibite gassate e dalle proteine animali viene trattenuto, causando problemi alle ossa e calcificazioni ectopiche che danneggiano le arterie, la pelle o il cuore. Gli esami del sangue relativi al fosforo aiutano a consigliare le limitazioni dietetiche.

Manipolazione dell'osmolalità

Nella malattia renale cronica avanzata, l'osmolalità anomala rende difficile la gestione dell'idratazione. Un'attenta somministrazione di liquidi EV ipotonici, isotonici o ipertonici adatti all'osmolalità plasmatica aiuta a calmare i pazienti che presentano bruschi cambiamenti elettrolitici o sovraccarico di liquidi.

Con l'attenzione nel registrare le assunzioni e le uscite, mentre si fanno esami di laboratorio di routine, l'equilibrio dei liquidi e degli elettroliti può essere ben mantenuto. Ciò richiede uno sforzo quotidiano ma previene i principali problemi cardiaci, polmonari e neuromuscolari che i pazienti renali incontrano quando l'omeostasi vacilla. La cura di sé irreggimentata ma flessibile è vitale.

Controllare le condizioni sottostanti come il diabete

Insieme all'ipertensione, il diabete non controllato è una delle malattie di base più frequenti e influenti che causano lo sviluppo e la progressione della malattia renale cronica (IRC). Secondo alcune stime, la nefropatia diabetica rappresenta quasi il 40% dei pazienti con malattia renale allo stadio terminale. Ciò rende la regolazione dello zucchero nel sangue cruciale per salvaguardare la salute dei reni a lungo termine nei soggetti diabetici.

Ottimizza i livelli di HbA1c

I livelli medi di zucchero nel sangue negli ultimi 3 mesi circa, valutati mediante l'emoglobina glicata (HbA1c), offrono un buon quadro della gestione del diabete. Livelli persistentemente superiori al 7% inducono un aumento del rischio di problemi di diabete; gli esperti renali suggeriscono di impegnarsi per una gestione rigorosa del glucosio al di sotto del 6,5% di HbA1c per prevenire il deterioramento della funzionalità renale.

Più test giornalieri della glicemia

Il controllo della glicemia a digiuno e pre e post-prandiale utilizzando un glucometro domestico intorno ai pasti e durante il sonno consente la calibrazione tempestiva di cibo, esercizio fisico e farmaci per rimanere nell'intervallo glicemico target durante il giorno. La registrazione dettagliata informa sulle modifiche della terapia.

Farmaci coerenti

Che si tratti di ipoglicemizzanti orali, agonisti del GLP-1, inibitori SGLT2 o insulina iniettabile, seguire correttamente le istruzioni di prescrizione, inclusa la programmazione, l'abbinamento con il cibo e il non saltare le dosi, mantiene stabile il glucosio circolante. Collaborare con un endocrinologo per massimizzare la compatibilità del regime con la dieta e la funzionalità della malattia renale cronica.

Protezione durante la malattia

Farmaci steroidei, malattie o interventi chirurgici possono disturbare il controllo glicemico. Avere chiare routine per i giorni di malattia per aumentare temporaneamente il monitoraggio del glucosio, i liquidi e le modifiche al cibo e ai farmaci aiuta a ridurre al minimo gli aumenti di zucchero nel sangue che possono aggravare irreversibilmente la nefropatia.

Modifica dello stile di vita

Anche con un trattamento medico appropriato, le abitudini alimentari quotidiane e l'esercizio fisico influiscono maggiormente sui risultati. Concentrarsi su una dieta a base di cibi integrali, con enfasi sulle verdure, con quantità stabili di carboidrati, opportunamente programmate con picchi e cali dei farmaci; l'esercizio fisico adatto alla regolazione del glucosio apporta grandi benefici.

Trattando in modo olistico la disfunzione metabolica più ampia e la resistenza all'insulina, aderendo strettamente ai consigli professionali sui farmaci e sulle pratiche per il controllo del glucosio, le persone con diabete possono aiutare a conservare le riserve di nefroni salvaguardando la salute dei loro reni per decenni.

Evitare nefrotossine e sostanze nocive

Oltre a gestire le condizioni concomitanti, prevenire l'esposizione a sostanze chimiche esterne tossiche per i tessuti renali o dannose per la funzione gioca un ruolo cruciale nel trattamento preventivo o nel ritardare lo sviluppo della malattia renale cronica. Centinaia di farmaci, veleni, prodotti farmaceutici e sostanze possono influenzare significativamente la funzionalità renale se trattati in modo errato.

Limitare i medicinali da banco

Molti comuni trattamenti antidolorifici da banco, inclusi i FANS, alcuni farmaci per il raffreddore, gli antiacidi e gli analgesici urinari, includono sostanze stressanti per i reni, soprattutto se disidratati o utilizzati in modo improprio. Paracetamolo, probenecid e analgesici topici sono opzioni meno nefrotossiche quando necessario.

Rivedere le prescrizioni con i medici

Allo stesso modo, i farmaci da prescrizione, dagli antibiotici come Bactrim ai chemioterapici, agli antifungini, agli antivirali e agli immunosoppressori, richiedono una dose adattata ai reni o la loro eliminazione. Assicurarsi sempre che i nuovi farmaci siano sicuri per i reni con il farmacista e il prescrittore.

Prevenire l'esposizione al colorante di contrasto

Gli agenti di imaging medico contenenti mezzi di contrasto iodati come le scansioni TC richiedono pratiche profilattiche uniche nei pazienti renali per ridurre al minimo i danni aggiuntivi dati i loro effetti nefrotossici. Idratazione e farmaci preparano i reni.

Elimina l'esposizione ai metalli pesanti

L'esposizione ambientale o professionale ai metalli pesanti tra cui piombo, cadmio, arsenico e mercurio provoca tossicità per numerosi organi compresi i reni. La prevenzione, il trattamento chelante e la correzione delle carenze minerali possono aiutare a ridurre gli impatti.

Ridurre al minimo i detergenti chimici

Candeggina, detergenti, risciacqui a base alcolica e saponi antimicrobici vengono rimossi nelle urine fornendo un'esposizione temporanea o cumulativa ai tessuti renali. Passare a detergenti più delicati senza cloro, parabeni o falsi profumi riduce il carico.

Evitare di fumare e svapare

Il tabacco, le sigarette, le sigarette elettroniche e la marijuana contribuiscono all'immissione nel corpo di sottoprodotti e tossine della combustione, che è meglio evitare nella malattia renale cronica. Anche l'esposizione di seconda mano dovrebbe essere evitata, ove possibile. L'assistenza alla cessazione del fumo aiuta a favorire un cambiamento permanente dello stile di vita.

L'adagio di base "meglio prevenire che curare" si applica senza dubbio al mantenimento della salute dei reni considerando che la maggior parte delle esposizioni nefrotossiche vengono totalmente evitate. Esistono opzioni più sicure per farmaci, sostanze chimiche e comportamenti legati allo stile di vita. La prevenzione inizia con l'educazione e la consapevolezza.

Capitolo tre

Trattamenti medici convenzionali

Farmaci per controllare la glicemia, la pressione sanguigna e il colesterolo

Oltre agli aggiustamenti dello stile di vita, il trattamento farmaceutico convenzionale svolge un ruolo fondamentale nel trattamento delle principali variabili di rischio fortemente correlate allo sviluppo e alla progressione della malattia renale cronica (CKD). L'iperglicemia elevata, l'ipertensione incontrollata e la dislipidemia costituiscono cause modificabili di malattia renale suscettibili di farmaci specifici quando le modifiche dello stile di vita da sole si rivelano inefficaci.

Agenti di controllo della glicemia

Per i pazienti diabetici, la gestione della circolazione dello zucchero nel sangue riduce al minimo il danno infiammatorio della glicazione ai glomeruli e alle piccole arterie all'interno dei reni. Le meta-analisi rivelano che i farmaci che riducono l'emoglobina A1c al di sotto del 7% proteggono efficacemente dall'albuminuria e dal deterioramento della velocità di filtrazione glomerulare. Classi come gli inibitori SGLT2 e gli agonisti del GLP-1 abbassano entrambi la glicemia, diminuendo direttamente anche lo stress renale. L'automonitoraggio frequente abbinato ai farmaci somministrati dall'endocrinologia offre la migliore gestione del glucosio.

Farmaci antipertensivi

Gli studi esaminati nel database Cochrane sottolineano che un controllo rigoroso della pressione arteriosa al di sotto di 130/80 mmHg riduce considerevolmente il danno nefronale e lo sviluppo di proteinuria nei pazienti con insufficienza renale cronica con o senza diabete. L'ottimizzazione dello stato volemico e della resistenza vascolare utilizzando diuretici, ACE inibitori, ARB, bloccanti dei canali del calcio e/o altri antipertensivi preserva la perfusione riducendo la pressione.

Statine e terapia del colesterolo

La dislipidemia provoca aterosclerosi riducendo il flusso sanguigno ai tessuti renali. Le meta-analisi suggeriscono che i farmaci a base di statine come l'atorvastatina associati ad aggiustamenti dietetici mostrano regolarmente risultati renali migliorati. Tuttavia, le statine richiedono dosi alterate per i soggetti con velocità di filtrazione glomerulare ≤ 30 ml/min per evitare tossicità. Un attento monitoraggio è fondamentale.

Agenti aggiuntivi - A seconda delle circostanze del caso, i farmaci tra cui l'allopurinolo per ridurre il carico di acido urico, gli analoghi attivati della vitamina D, il supporto dell'anemia, i chelanti del fosforo e gli anticoagulanti possono fornire assistenza nella terapia della malattia renale cronica quando pertinente.

Lo stile di vita come prevenzione è auspicabile, ma se si verificano danni e cicatrici, i farmaci costituiscono i principali strumenti della medicina convenzionale per attenuare il deterioramento renale. Seguire le linee guida prescritte monitorando la dieta e gli effetti negativi aiuta a ottenere un impatto ottimale.

Bloccanti del recettore dell'angiotensina (ARB)

I bloccanti dei recettori dell'angiotensina (ARB) comprendono una delle classi di farmaci più ampiamente prescritti per rallentare la progressione della malattia renale cronica (CKD) attraverso molteplici meccanismi: riducendo la pressione intraglomerulare, mitigando la proteinuria, alleviando la fibrosi e sopprimendo le vie infiammatorie.

Meccanismo d'azione

Controregolamentare la renina-angiotensina

La maggior parte delle malattie renali aumenta la regolazione del sistema ormonale renina-angiotensina quando la perfusione renale diminuisce. Questa cascata genera una pressione sanguigna più elevata che alla fine aumenta la pressione all'interno dei capillari glomerulari, compromettendo ulteriormente la funzione. Gli ARB impediscono direttamente all'angiotensina II di legarsi ai recettori per alleviare queste alterazioni.

Ridurre la Proteinuria

Studi sull'uomo e sugli animali suggeriscono che gli ARB riducono considerevolmente l'escrezione di proteine nelle urine stabilizzando i processi dei podociti che producono lacune di filtrazione chiave che consentono alle molecole di entrare nei nefroni. Ciò riduce la perdita di proteine sieriche nelle urine.

Nefrosclerosi e fibrosi lente

L'angiotensina II aumenta la proliferazione dei fibroblasti renali e l'accumulo di collagene attivando molecole di segnalazione come il TGF-β. Gli ARB aiutano a ridurre la conseguente nefrosclerosi parenchimale e la fibrosi renale interstiziale che distruggono le unità funzionali.

Risolvere l'infiammazione

L'aumento dell'angiotensina produce infiammazione locale in parte aumentando la produzione di molecole di adesione che confinano le cellule immunitarie a danneggiare i tessuti. Le caratteristiche preventive dell'ARB includono il blocco di questi meditatori infiammatori per alleviare l'infiammazione renale.

Farmaci fondamentali

Losartan, valsartan, telmisartan, irbesartan e olmesartan rappresentano farmaci ARB ben studiati con eccezionale efficacia per la proteinuria e la riduzione dell'ipertensione nella nefropatia diabetica, nelle malattie glomerulari, nella nefrite interstiziale cronica e in situazioni simili quando titolati sotto gestione nefrologica. Gli effetti collaterali, inclusa l'iperkaliemia, devono essere gestiti, ma spesso migliorano gli esiti renali e cardiovascolari a lungo termine riducendo le vie patogene che guidano lo sviluppo della malattia renale cronica attraverso la gestione della pressione e la riparazione adattiva.

Inibitori del VEGF per la proteinuria

Oltre al controllo del glucosio e della pressione arteriosa, la regolazione della proteinuria (eccessiva escrezione di proteine nelle urine) è diventata una priorità primaria nel trattamento della malattia renale cronica progressiva. La proteinuria corrisponde in modo significativo a un declino funzionale più rapido e a un peggioramento della mortalità. La riduzione di particolari fattori di crescita implicati nella permeabilità glomerulare difettosa ha un potenziale terapeutico.

Fisiopatologia

Deplezione dei podociti
Cellule epiteliali viscerali specializzate chiamate podociti si intrecciano per generare fessure di filtrazione cruciali dove le molecole entrano nei nefroni renali. La deplezione di questi podociti compromette la barriera di filtrazione glomerulare consentendo alle proteine sieriche di fuoriuscire nelle urine.

Disregolazione del VEGF

Il fattore di crescita endoteliale vascolare (VEGF) aiuta a sostenere i podociti e le finestre. Gli squilibri nella segnalazione del VEGF probabilmente contribuiscono alla morte dei podociti e alla proteinuria. La rimozione del VEGF in eccesso può stabilizzare la permeabilità.

Terapia potenziale

Inibizione del VEGF

I farmaci che inibiscono il VEGF come il bevacizumab mostrano un potenziale di riduzione della proteinuria nei modelli animali di malattia renale e in alcuni studi sull'uomo. I processi esatti sono sconosciuti ma possono influenzare i fattori di differenziazione dei podociti.

Utilizzo fuori etichetta

Attualmente, i farmaci biologici anti-VEGF come bevacizumab trattano prevalentemente il cancro. L'utilizzo di dosaggi estremamente bassi nella malattia renale cronica cerca di trattare la proteinuria senza inibizione avversa dell'angiogenesi altrove. Trovare i tempi di dosaggio appropriati sembra cruciale.

Attenzione clinica

Sono ancora necessari studi randomizzati controllati più ampi per dimostrare l'efficacia e la sicurezza. Alcuni avvertono che la soppressione del VEGF rischia di causare danni irreparabili nel tempo se le barriere di filtrazione non possono essere riparate efficacemente a causa della perdita del supporto trofico. È necessario un attento monitoraggio.

Studi futuri che spieghino ulteriormente il coinvolgimento del VEGF, in particolare nella malattia glomerulare, potrebbero trovare nuove possibilità di terapia con inibitori e biomarcatori per identificare gli individui che potrebbero trarne beneficio. Attualmente queste rimangono soluzioni di seconda o terza linea per la proteinuria refrattaria.

Panoramica su dialisi e trapianti

Una volta che la malattia renale cronica raggiunge lo stadio terminale, comunemente definito come una velocità di filtrazione glomerulare costantemente inferiore a 15 ml/min/1,73 m2, il trattamento sostitutivo renale diventa essenziale per preservare la vita. Senza reni correttamente funzionanti, il controllo delle tossine e dei liquidi viene meno, portando a conseguenze uremiche come grave ipertensione, sovraccarico di liquidi con edema polmonare, potassio pericolosamente alto o calcio basso e squilibri ormonali che sconvolgono l'omeostasi.

Le due modalità fondamentali per la sostituzione renale sono l'emodialisi e la dialisi peritoneale che funzionano come reni artificiali rimuovendo le tossine e l'eccesso di sale e minerali dal sangue quando i reni naturali non possono più farlo. Il trapianto di rene rappresenta l'opzione permanente ottimale, ma la carenza di donatori limita sostanzialmente l'accesso.

Emodialisi

Più diffusa, l'emodialisi utilizza un'apparecchiatura emodializzante esterna per pompare il sangue fuori dal corpo in un'unità di filtraggio del dializzatore e quindi restituirlo. Sessioni di 3-4 ore somministrate 3 volte alla settimana aiutano a eliminare le tossine e a regolare gli elettroliti e i liquidi mantenendo la pressione sanguigna.

Dialisi peritoneale

In alternativa, la dialisi peritoneale utilizza il rivestimento addominale del paziente come filtro iniettando il dializzato e quindi drenando le tossine. Meno efficienti ma più confortevoli per lo stile di vita, le alternative includono scambi manuali 4-5 volte al giorno o cicli automatizzati notturni tramite un catetere a permanenza.

Trapianto di rene
Di gran lunga la scelta migliore, un trapianto di rene riuscito da un donatore deceduto o da un donatore vivo può ripristinare la normale funzione e la qualità della vita a lungo termine senza la necessità di dialisi ricorrenti. Gli immunosoppressori riducono il rigetto d'organo ma aumentano il rischio di infezione. Ancora i tempi di attesa di 5-8 anni ostacolano l'ingresso.

Tutte e tre le tecniche hanno salvato innumerevoli vite che altrimenti sarebbero andate perdute a causa di una malattia renale in stadio avanzato. La ricerca continua volta a migliorare la biocompatibilità, la portabilità e ad evitare sequele mira a migliorare ulteriormente i risultati della sostituzione renale.

Capitolo quattro

Terapie Complementari e Nutraceutiche

Formule erboristiche cinesi per i reni Yin e Yang

Nata oltre 2000 anni fa, la medicina tradizionale cinese utilizza complicate formule erboristiche basate su modelli di sintomi per affrontare le cause fondamentali della malattia. Diverse formulazioni tradizionali mirate al rene si dimostrano promettenti nel trattamento delle inadeguatezze comuni alla base dello sviluppo della malattia renale cronica (IRC) quando fornite in modo efficace sotto la guida di un professionista esperto della MTC.

Carenza renale

Quando la funzione renale si indebolisce, il calore cruciale e l'attività metabolica dello yang dell'organo si riducono. Questa stanchezza consente l'accumulo di liquidi inibendo l'escrezione dei rifiuti. Formula: Jin Gui Shen Qi Wan

Nome cinese: pillole Jingui Shenqi
Nome inglese: Pillola Golden Cabinet per il Qi dei reni

Ingredienti a base di erbe:
- Huang Qi (radice di astragalo)
- Shan Yao (igname cinese)
- Shan Zhu Yu (frutto del cornus)
-Fu Ling (Poria)
- Zhi Gan Cao (liquirizia fritta con miele)

Azioni: Fortifica lo yang dei reni, stimola l'urina, diminuisce l'edema.

Avvertenze: Evitare l'ipertensione o i segni di calore estremo.

Carenza renale di Yin

Al contrario, l'infiammazione renale a lungo termine distrugge l'essenza yin diminuendo i fluidi essenziali e inibendo il raffreddamento. Questo si presenta come impazienza, ansia e agitazione irrequieta. Formula: Liu Wei Di Huang Wan

Nome cinese: Liuwei Dihuang Wan
Nome inglese: pillola di Rehmannia ai sei sapori

Ingredienti a base di erbe:
- Shu Di Huang (radice di Rehmannia)
- Shan Yao (igname cinese)
- Shan Zhu Yu (frutto del cornus)
- Ze Xie (rizoma di Alisma)
- Mu Dan Pi (corteccia di Moutan)

Azioni: Nutre lo yin dei reni e riduce il calore infiammatorio.

Avvertenze: Evitare edemi o freddo estremo.

Sebbene le tecniche adiuvanti della medicina erboristica richiedano maggiori indagini, hanno il potenziale per affrontare i modelli problematici alla base dello sviluppo della malattia renale cronica dal punto di vista della medicina tradizionale.

Protocolli ayurvedici di disintossicazione renale

Allo stesso modo, l'Ayurveda fornisce formule erboristiche consolidate nel tempo adatte a riparare i reni sulla base di una valutazione della costituzione corporea individuale, dei dosha sbilanciati e dei modelli di salute dei reni come calcoli, malattie o flusso limitato. Questi rituali di disintossicazione o "Panchakarma" combinano anche aggiustamenti dietetici con erbe specializzate, minerali e procedure eliminative per rimuovere le tossine e il ristagno dai tessuti consentendo la pulizia e il rinnovamento naturali.

Ad esempio, l'erba ayurvedica Varuna (Crataeva nurvala) mostra una sostanziale prevenzione dei calcoli renali e attività diuretiche per drenare l'acido urico, gli ossalati e i minerali in eccesso dai reni senza impoverirli di sostanze nutritive. La letteratura antica evidenzia il valore di promozione della salute, in particolare se miscelato con acqua di cocco idratata come combinazione per la pulizia dei reni.

Una disintossicazione più intensiva dal Panchakarma supervisionata da medici ayurvedici potrebbe utilizzare erbe come Punarnava, Gokshura o Pashanbheda insieme a tecniche di terapia di eliminazione come vomito terapeutico, purgazione, clisteri medicati, massaggi e trattamenti termici per mobilitare e incoraggiare l'eliminazione arrossata del ristagno renale profondamente radicato o delle sostanze tossiche. accumuli.

Lavorare per ripristinare la funzione enzimatica, l'efficienza metabolica e il flusso senza ostacoli è alla base delle tecniche di trattamento renale dell'Ayurveda. Supportare l'intelligenza intrinseca del corpo per scomporre le endo/esotossine, ridurre il calore infiammatorio e rilasciare i canali bloccati può migliorare drasticamente la funzione, specialmente nella malattia renale cronica in stadio iniziale. Se guidata con attenzione, la medicina ayurvedica fornisce un potenziale sicuro di riparazione renale come metodo integrato insieme all'attuale terapia nefrologica.

Omeopatia per la glomerulonefrite

L'omeopatia fornisce un metodo di trattamento controverso ma complicato incentrato su farmaci molto diluiti destinati a stimolare i processi di autoguarigione del corpo. Mentre finora sono stati esaminati studi clinici minimi sul valore dell'omeopatia nella malattia renale cronica, alcune conoscenze scientifiche e esperienziali fondamentali suggeriscono un possibile aiuto nelle malattie infiammatorie glomerulari.

Principi del trattamento omeopatico

Legge dei simili - La premessa fondamentale dell'omeopatia afferma che le sostanze chimiche che provocano sintomi specifici in persone sane potrebbero promuovere risposte terapeutiche in soggetti affetti da malattie che creano sintomi simili.

Individualizzazione - La profonda personalizzazione è fondamentale. Ogni paziente riceve terapie personalizzate che corrispondono alla sua particolare espressione, ragioni fondamentali e costituzione piuttosto che a classificazioni generali della malattia.

L'aggravamento precede il miglioramento —
Un iniziale temporaneo peggioramento dei sintomi implica una corretta cura che favorisca i meccanismi fisici di autoriparazione.

Intervento precoce - Rivolgersi all'omeopatia prima che le alterazioni patologiche diventino permanenti offre effetti ottimali. Le fasi successive del danno strutturale agli organi spesso non rispondono in modo altrettanto efficace.

Trattamento della glomerulonefrite
Per condizioni infiammatorie come la nefropatia da IgA o la nefrite da lupus che causano proteinuria e lesioni glomerulari, rimedi costituzionali ben selezionati che corrispondano ai temi sintomatologici unici, ai fattori scatenanti, al temperamento e alla sequenza temporale del

paziente potrebbero offrire un supporto aggiuntivo calmando le riacutizzazioni infiammatorie e la patologia autoimmune.

I potenziali rimedi potrebbero includere Apis Mellifica derivato dal veleno delle api per l'infiammazione renale legata all'allergia con edema e dolori brucianti migliorati dalle applicazioni fredde o Mercurius Solubilis preparato dal cloruro di mercurio precipitato per trattare la malattia glomerulare post-streptococcica con sindrome nefrosica, ulcere della bocca e disturbi notturni. suda.

In definitiva sono ancora necessari studi approfonditi per dimostrare l'efficacia, ma alcuni casi clinici mostrano che l'omeopatia può avere un ruolo nel trattamento dell'infiammazione o della disfunzione idiopatica se fornita da omeopati classici esperti insieme alla terapia nefrologica tradizionale quando appropriato.

Integratori nutrizionali per il supporto renale

Una volta che si sviluppa la malattia renale cronica, vari processi metabolici e funzioni omeostatiche legate all'idratazione, all'equilibrio minerale, alla circolazione, alla salute delle ossa, all'immunità e ai percorsi di disintossicazione vengono influenzati dalla ridotta filtrazione renale e dalla carenza di attivazione cellulare.

Alcuni integratori alimentari basati sulla ricerca pubblicata aiutano a ridurre le tipiche deplezioni di nutrienti, l'infiammazione, lo stress ossidativo e i problemi di tossicità:

Bicarbonato di sodio - La terapia convenzionale per il trattamento dell'acidosi metabolica con bicarbonato alcalino quotidiano, generalmente sotto forma di pillole. Ciò contrasta l'aumento della raccolta degli acidi dovuta ad anomalie dell'escrezione renale.

Ferro - L'anemia da basso contenuto di ferro richiede solitamente integratori di ferro per via orale, preferibilmente il solfato forma meno costipazione e viene assorbito meglio dei sali ferrosi convenzionali se assunto con vitamina C.

Vitamina D - I metaboliti del calcitriolo, dell'ergocalciferolo o del colecalciferolo della vitamina D aiutano a mantenere la densità ossea e un adeguato assorbimento del calcio tipicamente ridotto con un'insufficiente sintesi renale della vitamina D attiva.

Acidi grassi Omega-3 — L'integrazione antinfiammatoria di EPA/DHA combatte l'eccessiva infiammazione causata dagli omega-6 in situazioni come la nefrite da lupus e la nefropatia da IgA.

CoQ10 - Sia un antiossidante che un potenziatore della catena di trasporto degli elettroni, i livelli di CoQ10 diminuiscono nella malattia renale cronica avanzata consentendo il malfunzionamento mitocondriale.

Curcumina — Modelli preclinici suggeriscono che una sostanza chimica antinfiammatoria derivata dalla curcuma protegge i reni dalla nefropatia diabetica e dalla fibrosi, parzialmente attraverso la modulazione del segnale di NF-kB e dell'espressione del glutatione.

Accanto alla terapia farmaceutica, l'integrazione specifica di micronutrienti può ridurre le carenze fisiologiche e le difficoltà che accompagnano la progressione della malattia renale cronica.

Capitolo cinque

Rimedi naturali e cure per lo stile di vita

Trattamento dell'obesità con il digiuno intermittente

Oltre 2 persone su 3 vivono attualmente in sovrappeso o obesità, una delle cause principali dello sviluppo della malattia renale cronica (IRC). Il trasporto di grasso corporeo in eccesso limita la filtrazione renale causando diabete, apnea notturna, ipertensione e disfunzione vascolare che accelerano la distruzione del nefrone. Tra le numerose diete, il digiuno intermittente migliora in modo univoco gli indicatori di salute metabolica consentendo al tempo stesso una riduzione duratura del peso.

Fisiopatologia dell'obesità e delle malattie renali

Lipotossicità

L'accumulo di grasso nei tubuli renali compromette la funzione nel tempo attraverso stress ossidativo lipotossico, infiammazione e cicatrici. Solo una riduzione del peso corporeo del 5% riduce al minimo i livelli di lipidi renali e le lesioni.

Squilibrio sistemico

Il tessuto adiposo in eccesso altera anche gli ormoni della fame, la gestione del glucosio nel sangue, la regolazione della pressione sanguigna e l'equilibrio dei liquidi, il tutto aumentando lo sviluppo di insufficienza renale cronica.

Panoramica sul digiuno intermittente

Alimentazione a tempo limitato

Ciò comporta la riduzione della programmazione dei pasti giornalieri in blocchi di 6-8 ore, consentendo 14-16 ore di digiuno notturno ogni notte. La regolazione del ritmo circadiano offre vantaggi distinti.

Imitazione veloce

Regimi più sofisticati come il digiuno a giorni alterni o i digiuni periodici di 5 giorni ogni pochi mesi promuovono rapidi percorsi di riciclaggio e rigenerazione cellulare analoghi a quelli causati dal digiuno cronico pur fornendo abbastanza cibo settimanale.

Ottimizzazione metabolica

Entrambi gli approcci forniscono ai reni una lunga tregua dal metabolismo alimentare consentendo l'autoriparazione e apportando forti miglioramenti nella sensibilità all'insulina, negli zuccheri nel sangue, nella pressione sanguigna e nell'infiammazione sistemica, riducendo insieme molteplici fattori di rischio per lo sviluppo di insufficienza renale cronica.

Per gli individui impegnati, il digiuno intermittente supervisionato, insieme all'attenzione alla qualità del cibo e al monitoraggio frequente della funzionalità renale, forniscono un approccio praticabile di intervento sullo stile di vita per affrontare efficacemente l'obesità e le malattie renali ad essa associate.

Tai Chi, Yoga e routine di esercizi delicati

Gestire la malattia renale cronica in modo olistico significa affrontare gli effetti dannosi che lo stress psicologico accumulato può imprimere sulla salute renale nel corso di mesi e anni. Le terapie mente-corpo come lo yoga, il tai chi e l'attività fisica leggera affrontano in modo significativo i fattori di rischio della malattia renale cronica, tra cui l'ipertensione, l'infiammazione e lo squilibrio ormonale, aumentando al contempo il senso di controllo e la resilienza fisiologica dei pazienti.

Yoga a flusso lento

Questo stile moderato integra il ritmo della respirazione con movimenti ritmici che incoraggiano flessibilità, tono muscolare, equilibrio e meditazione. Le sequenze possono essere regolate in base alle richieste del programma di dialisi o adattate ai vincoli di mobilità dovuti a neuropatia o osteoartrite. Riduce il rischio di cadute e fratture migliorando il sonno.

Tai Chi

Questi modelli di arte marziale cinese leggeri e fluidi sono incentrati sulla costruzione del flusso di energia interiore o Qi in tutto il corpo. L'atto di coordinazione fluida e concentrata stimola i naturali processi di autoguarigione riducendo la reattività allo stress. Facile per tutte le età e per la maggior parte dei disabili.

Esercizio a bassa intensità

Anche le attività quotidiane di base, come camminare, fare stretching, esercizi di respirazione o aerobica sulla sedia, migliorano notevolmente l'umore, la funzione vascolare, il controllo della glicemia e i livelli di energia percepiti rispetto alla vita sedentaria. Anche solo evitare l'inattività può ridurre al minimo le comorbilità e le conseguenze della malattia renale cronica.

Combattendo direttamente il carico sproporzionato di ansia, tristezza e inattività conseguente alla malattia renale cronica in stadio avanzato, la pratica frequente di terapie motorie basate sulla consapevolezza fornisce effetti protettivi multiformi offrendo ai pazienti un elevato senso di partecipazione alle loro cure. I gruppi di supporto aumentano l'impegno.

Meditazione e tecniche di respirazione per lo stress

Lo stress cronico, definito come incessanti sentimenti di minaccia o di incertezza che si accumulano nel corso di mesi o anni, è intrinsecamente connesso all'insorgenza e allo sviluppo della malattia renale cronica. Lo stress alimenta l'infiammazione sistemica, la ritenzione di liquidi, l'ipertensione, i problemi metabolici e le alterazioni vascolari che sovraccaricano funzionalmente il potenziale di rigenerazione del rene. Padroneggiare la meditazione terapeutica focalizzata e metodi di respirazione mirati promuove la resilienza cellulare persistente anche in condizioni di malattia terribile.

Neurobiologia dello stress nella malattia renale cronica

Disfunzione dell'asse HPA - La risposta ipotalamo-ipofisi-surrene perennemente elevata dovuta a stress emotivo o superlavoro inonda la circolazione di cortisolo, producendo disglicemia, sarcopenia, ipertensione e disturbi immunologici.

Squilibrio dell'ANS - La malattia renale esacerba anche il tono simpatico di lotta o fuga mentre smorza l'attività nervosa parasimpatica. Questa continua modalità di emergenza sabota la digestione, la gestione del glucosio, l'ossigenazione, il rilassamento e i sistemi di riparazione.

Meditazione per la risposta al rilassamento

Attenzione focalizzata– Concentrarsi intensamente su un'ancora sensoriale come il respiro, una frase di mantra o un'immagine visiva diminuisce le idee intrusive che causano reazioni di stress. La pratica regolare insegna la consapevolezza persistente.

Apri Monitoraggio - Questa meditazione consapevole più avanzata e non diretta consente alle idee di fluire liberamente senza attaccamento o giudizio. Identificare le storie sottostanti che creano disagio emotivo li aiuta a fuggire.

Gentilezza amorevole - Creare ottimismo emotivo e calore verso se stessi e gli altri, soprattutto durante le difficoltà, bilancia la rabbia, la frustrazione e l'isolamento durante la malattia. Il perdono ha una funzione significativa.

La risposta al rilassamento – Come sottolineato dal Dr. Herbert Benson di Harvard, stabilire un riposo profondo personale attraverso approcci di meditazione basati sull'evidenza utilizza la fisiologia intrinseca dell'autoguarigione per invertire il carico di stress cumulativo. Ciò si manifesta fisiologicamente attraverso la diminuzione della pressione sanguigna, la riduzione dell'infiammazione e migliori indicatori cardio-metabolici.

La respirazione addominale mirata, la ripetizione dei mantra e la consapevolezza combattono direttamente le reti di stress cerebrale consolidate. L'imaging cerebrale dimostra cambiamenti strutturali derivanti dall'allenamento sulla resilienza emotiva che aiutano ad arrestare la progressione della malattia renale cronica a lungo termine.

Punti di digitopressione per il meridiano del rene

Nella medicina tradizionale cinese, l'energia vitale viaggia in tutto il corpo lungo meridiani distinti che mappano i sistemi di organi. La digitopressione utilizza la pressione fisica esatta per ripristinare l'equilibrio e il flusso nei canali renali. Semplice da includere per i pazienti nei regimi di auto-cura.

Meridiano del rene

Questo canale collega i siti di pressione critici lungo la parte mediale del piede fino alla pancia. La stimolazione aiuta a purificarsi migliorando la funzione dei reni e della vescica.

Punti chiave della digitopressione

Rene 1 (Bubbling Springs) - Il centro della pianta del piede elimina il calore e la stanchezza.

Rene 3 (Grande Burrone) - La caviglia interna migliora il vigore.

Rene 7 (Shining Mountain) - Il polpaccio interno migliora la struttura.

Ren 4 (Guanyuan) - L'addome rafforza l'energia fondamentale.

Ogni punto di digitopressione lungo il meridiano elimina le ostruzioni e nutre il flusso sanguigno renale se mantenuto per un periodo compreso tra 30 secondi e 1 minuto. Le routine regolari e delicate di cura di sé generano una guarigione profonda.

Sebbene la validazione empirica sia ancora in evoluzione, terapie terapeutiche collaudate nel tempo come la consapevolezza, la meditazione e la digitopressione forniscono approcci a basso rischio per sfruttare il potenziale di guarigione intrinseco del corpo umano, anche tra le persone con insufficienza renale cronica grave. Professionisti qualificati assistono nella personalizzazione dei regimi mirati ai fattori fisiologici e psicologici sottostanti della malattia.

Capitolo sei

Cure Avanzate e Trattamenti all'Avanguardia

Innovazioni moderne nella dialisi

Pur salvando la vita in caso di insufficienza renale, l'emodialisi tradizionale comporta un grave onere per i pazienti e un deterioramento della qualità della vita a causa del notevole impegno in termini di tempo e delle ripetitive procedure di accesso vascolare. I recenti sviluppi tecnici ora consentono trattamenti di dialisi più frequenti o più lunghi che hanno dimostrato di aumentare la disintossicazione, la stabilità cardiovascolare e i risultati funzionali.

Emodialisi giornaliera breve

Invece di sessioni di 4 ore tre volte alla settimana, la dialisi breve giornaliera comprende trattamenti di 1,5-3 ore 6 giorni alla settimana. Gradienti tossici più piccoli prevengono la stanchezza e le fluttuazioni post-dialisi. L'analisi di quasi 300 pazienti partecipanti agli studi Frequent Hemodialysis Network (FHN) ha indicato notevoli miglioramenti nella massa ventricolare sinistra, nella gestione della pressione arteriosa, nei lipidi e nell'equilibrio dei fosfati rispetto all'emodialisi tradizionale, il tutto portando a tassi di sopravvivenza superiori. Il flusso di lavoro e le spese rimangono ostacoli importanti per un'adozione più ampia, ma intuitivamente il lavaggio quotidiano riflette la funzione renale intrinseca in modo più accurato.

Dispositivi indossabili per dialisi

Alternative veramente liberatorie riducono la necessità di stare seduti immobili per ore diverse volte alla settimana, e le tecnologie di dialisi indossabili restituiscono l'indipendenza tramite cicli notturni automatizzati o una filtrazione delicata per tutto il giorno. Il rene indossabile (WAK) creato dagli ingegneri dell'UCLA utilizza membrane per dialisi nanotecnologiche per filtrare costantemente il sangue tramite un catetere esterno collegato a un dispositivo di emofiltrazione portatile. Nel frattempo il progetto Kidney aspira a produrre un rene bioartificiale impiantabile comprendente filtri a nanopori di silicio che facilitino la replicazione 24 ore su 24, 7 giorni su 7, dei normali processi glomerulari utilizzando i fluidi interni del corpo. Entrambi continuano la ricerca ma promettono futuri sconvolgimenti paradigmatici.

Dispositivi di bioimpedenza

Dispositivi come il Body Composition Monitor (BCM) forniscono una valutazione semplice e indolore dello stato di sovraccarico di liquidi: dati cruciali per personalizzare meglio i tassi di ultrafiltrazione e ridurre al minimo gli incidenti di ipotensione intradialitica. Il controllo guidato del peso secco individuale in questo modo riduce i trasferimenti in terapia intensiva fino all'83% nelle coorti di studio. Sta ancora guadagnando slancio tra le strutture di dialisi tradizionali, date le esigenze di ulteriore formazione del personale.

Monitoraggio remoto

I progressi della telemedicina, come le apparecchiature per dialisi portatili abilitate Bluetooth, ora automatizzano e comunicano i dati del trattamento ai medici, mentre le webcam integrate consentono il giro virtuale senza visite in loco. I primi dati mostrano che il monitoraggio remoto diagnostica i problemi in anticipo, fa risparmiare degenze ospedaliere fino al 35% in uno studio e consente farmaci su misura restituendo al tempo stesso l'indipendenza.

Chiaramente, l'approccio unico alla dialisi ha bisogno di essere rivoluzionato e democratizzato. Sebbene non siano ancora universali, i dati a supporto di una dialisi giornaliera più breve, di test di bioimpedenza e di monitoraggio remoto mostrano che il miglioramento dei risultati quantitativi e delle esperienze dei pazienti è a portata di mano.

Cellule staminali e terapia rigenerativa

I metodi di rigenerazione cellulare forniscono un potenziale significativo ma difficile per contrastare la diminuzione della dotazione nefronale alla base dell'aumento della malattia renale cronica (CKD). Studi preclinici sugli animali dimostrano che specifiche cellule staminali o progenitrici possono attecchire all'interno dei tessuti renali danneggiati, dimostrando capacità preferenziali di homing per integrare selettivamente e indurre la guarigione funzionale e persino la nefrogenesi de novo. Numerosi piccoli studi umani in fase iniziale che pilotano varie linee cellulari e metodi di somministrazione mostrano sicurezza generale e accenni di beneficio, ma persistono considerevoli lacune di conoscenza riguardo ai tipi cellulari ottimali, alle sfide durevoli di integrazione/sopravvivenza nel parenchima malato, ai metodi di somministrazione ideali e ai meccanismi di azione oltre attecchimento semplice.

Cellule staminali mesenchimali (MSC)

Mostrando capacità antinfiammatorie, angiogenetiche e immunosoppressive innate, le MSC derivate dal midollo osseo o dal tessuto adiposo rimangono quelle meglio studiate e definite quando si analizzano gli effetti su misure funzionali come la pendenza dell'eGFR nei pazienti con insufficienza renale cronica. L'attecchimento sembra temporaneo, ma la segnalazione paracrina a valle probabilmente favorisce in una certa misura microambienti pro-rigenerativi all'interno del rene. È interessante notare che una recente metanalisi (Kumar, Senevant) ha dimostrato che l'infusione di

MSC ha moderato il deterioramento della GFR e i tassi di inizio della dialisi nel corso di mesi o anni.

Cellule staminali pluripotenti indotte (iPSC)
Queste cellule staminali multipotenti prodotte, sviluppate convertendo geneticamente le cellule somatiche adulte in uno stato simil-embrionale prima di ridifferenziarle in cellule della linea renale, offrono una fornitura su misura e meno limitata per la terapia cellulare. Gli organoidi renali primitivi prodotti da iPSC derivate dai pazienti vengono ora esaminati come strumenti per la modellizzazione della malattia, lo screening farmacologico o fonti di neo-nefroni potenzialmente impiantabili, sebbene siano ancora estremamente sperimentali.

In sintesi, lo sfruttamento della rigenerazione terapeutica del rene da cellule staminali estranee rimane un approccio al limite, ma ancorato ad una scienza entusiasmante. La caratterizzazione ottimale delle cellule, l'approvvigionamento, la sopravvivenza post-attecchimento, l'efficienza dell'integrazione e i meccanismi di decodificazione dell'attività a lungo termine rimangono difficoltà. C'è ottimismo sul fatto che materiali intelligenti per l'impalcatura, l'editing del genoma e la maturazione degli organoidi possano un giorno consentire la riparazione curativa degli organi tramite bioingegneria.

Bioprinting 3D del tessuto renale

Sfruttando il progresso esponenziale nei settori della biofabbricazione e dell'ingegneria dei tessuti, i ricercatori pionieristici ora sfruttano le tecnologie di bioprinting 3D per generare tessuto renale funzionale con l'intenzione di alleviare un giorno la limitata fornitura di rene dei donatori per il trapianto. Distinta dai tentativi di organogenesi de novo con cellule staminali embrionali, questa tecnologia utilizza le cellule del paziente (iPSC) per produrre un'architettura unica che si avvicina all'anatomia nativa. Sebbene sia ancora nascente, il lavoro dimostrabile sull'assemblaggio di componenti cellulari critici del nefrone suggerisce possibilità future.

Elementi tecnici del bioprinting

Architettura dell'impalcatura - La progettazione assistita da computer mappa innanzitutto l'impalcatura multidimensionale per guidare l'adesione delle cellule renali nell'esatto allineamento anatomico. L'integrità della forma degradabile facilita la maturazione degli organi.

Bioinchiostro cellulare - Idrogel densi contenenti fattori di crescita sospesi, proteine della matrice e cellule renali viventi, inclusi podociti e cellule epiteliali tubolari, vengono racchiusi strato dopo strato dall'algoritmo di stampa per costruire complicate strutture interne.

Vascolarizzazione - L'ossigeno diffonde solo 1 mm, pertanto tutti gli organi biostampati richiedono un rapido attecchimento delle forniture vascolari. La co-stampa delle cellule endoteliali incoraggia questo processo, mentre i sistemi temporanei di ossigenazione esterna fanno guadagnare tempo.

Maturazione del bioreattore - Dopo aver stampato gli elementi critici, gli organi si sviluppano e si rafforzano nel corso di settimane all'interno dei serbatoi del bioreattore replicando le circostanze fisiologiche fino al momento dell'impianto.

Progresso della ricerca

Anche se stampare tutti i componenti renali nella giusta dimensione rimane incredibilmente difficile, i primi progressi sembrano incoraggianti:

- Replicazione di unità funzionali - Numerosi team, tra cui quelli dell'UCSF e dell'Università di Binghamton, hanno stampato con successo tubuli renali prossimali funzionanti da cellule staminali in grado di gestire farmaci e sostanze nutritive in laboratorio senza rigetto.

- Impianto di roditori - I reni malati di topo sono stati parzialmente aumentati con equivalenti di tessuto renale di ratto stampato in grado di mescolarsi dopo 8 settimane, migliorando al tempo stesso la funzionalità e la sopravvivenza rispetto ai controlli.

- Perfusione vascolare - Gli scienziati del Wyss Institute di Harvard hanno biostampato un organoide renale grande come un palmo di mano con un intero sistema vascolare in grado di essere perfuso in modo paragonabile ai reni di un donatore vivente.

Prospettive future

Con un numero sufficiente di cellule e precisione, la biostampa di un rene vivente completo per la sostituzione dell'organo rimane l'obiettivo finale, anche se a decenni di distanza. Nel breve termine, gli organoidi stampati a beneficio della ricerca sui farmaci e i cerotti parziali per innesto potrebbero ripristinare la funzione appropriata nei pazienti con insufficienza renale cronica a portata di mano.

Progressi genetici e nanotecnologici

Svelare il panorama genomico dietro varie malattie renali croniche ereditarie e complesse consente ora ai ricercatori di individuare geni regolatori chiave, polimorfismi predittivi e bersagli molecolari promettenti che guidano lo sviluppo di nuovi sofisticati farmaci genetici e interventi che sfruttano le nanotecnologie programmabili. Queste future piattaforme mirano a modificare con precisione le delicate fisiologie renali ben oltre la portata dei soli farmaci tradizionali.

Approfondimenti sulla genomica umana

Sequenziamento dei geni — Studi di sequenziamento di nuova generazione massicciamente paralleli scoprono mutazioni associate alla nefropatia in disturbi come la nefrosi resistente agli steroidi o la glomerulosclerosi focale segmentale (FSGS) quando esistono 60 cause monogeniche. La terapia focalizzata sulla ricerca pone l'accento su alcuni prodotti biologici, protezioni genetiche o editing genetico piuttosto che sulla sola immunosoppressione.

Punteggio del rischio poligenico - Nuovi algoritmi sofisticati incorporano oltre un migliaio di variazioni minori del DNA per creare punteggi di rischio poligenico per malattie multifattoriali complesse come la nefropatia diabetica. Ciò prevede i risultati e fornisce percorsi per la terapia.

Bersagli molecolari - Il sequenziamento granulare dell'RNA che sonda i compartimenti renali glomerulari e tubulointerstiziali mostra che i regolatori genici principali e le reti di segnalazione cellulare guidano la fibrosi, l'infiammazione e la gestione dei lipidi alla base della progressione. Nuovi farmaci a piccole molecole possono colpirli.

Piattaforme di nanomedicina

Nanoparticelle intelligenti — I dendrimeri, i liposomi e i nanocostrutti polimerici ora offrono la somministrazione di farmaci tessuto-specifici bypassando gli effetti fuori bersaglio. Un'attenta ingegneria inibisce la filtrazione glomerulare ottenendo invece l'assorbimento dei podociti quando richiesto. Ciò diminuisce la tossicità sistemica.

Vettori di modifica del genoma — I virus adeno-associati (AAV) confezionati sono in fase di sperimentazione per inibire i geni mutanti tramite sistemi CRISPR o trasmettere normali sequenze di DNA contrastando i problemi renali ereditari e forse alcune infezioni o neoplasie.

Rene su chip – Questi microchip microfluidici costruiti con nanoparticelle di silicio simulano il tessuto renale in vivo fornendo un migliore screening della tossicità dei farmaci e un prototipo di dialisi.

La bioinformatica all'avanguardia, l'editing genetico e i risultati ottenuti nell'ingegneria dei tessuti insieme danno rinnovato ottimismo sul fatto che le malattie renali ereditarie potrebbero un giorno diventare facilmente modificabili o curabili.

Capitolo sette

Creazione di un piano di trattamento personalizzato

Formulare una strategia di trattamento integrativo

Essendo un processo patologico complesso e progressivo che compromette la regolazione dei liquidi, della pressione sanguigna, dei nutrienti, degli ormoni e delle tossine, la gestione efficace della malattia renale cronica (IRC) richiede una strategia di trattamento personalizzata e multiforme, adattata alla patologia specifica dell'individuo e allo stile di vita. e valori. Convenzionalmente, un nefrologo o un professionista della salute renale avanzata supervisiona la creazione di un piano di trattamento integrato che incorpori fattori medici, nutrizionali e psicologici, in genere con l'assistenza di un team interdisciplinare.

Considerazioni chiave

Eziologia sottostante

L'individuazione delle variabili causali mediante biopsie e test funzionali indirizza la terapia. Ad esempio, il controllo delle malattie legate al diabete richiede innanzitutto uno stretto controllo glicemico, mentre le infezioni renali ripetute richiedono una soppressione persistente degli antibiotici. L'attribuzione accurata dirige il trattamento.

Fase di progressione

Le fasi iniziali si concentrano sulla riduzione dei fattori di rischio e sulla transizione della sorveglianza verso i problemi di anemia, ossa e malnutrizione nella malattia renale cronica successiva fino al ripristino della funzione renale che domina la fase 5. Le priorità si sviluppano lungo il continuum.

Obiettivi e valori

I pazienti apprezzano caratteristiche come il mantenimento dell'indipendenza, la riduzione delle visite ospedaliere, il sostegno alle responsabilità familiari o semplicemente il vivere più a lungo in modo molto diverso. I programmi di trattamento riflettono obiettivi personalizzati.

Modalità integrative

I prodotti farmaceutici costituiscono la spina dorsale convenzionale, ma i trattamenti nutrizionali, la riabilitazione fisica, l'agopuntura, gli approcci di riduzione dello stress e gli integratori migliorano tutti la qualità dell'assistenza se adatti alle circostanze dell'individuo. La guarigione olistica è importante.

Approccio del team di assistenza

Con oltre una dozzina di preoccupazioni terapeutiche specialistiche, la creazione di una strategia ottimale prevede gruppi di professionisti multidisciplinari che spaziano dalla nefrologia, all'assistenza infermieristica, alla farmacia, all'assistenza sociale, alla dietetica e altro ancora che si incontrano spesso. Questa strategia del "team renale" è ben supportata per migliorare i risultati basati sull'evidenza attraverso un'enfasi coordinata abbinata alle esigenze e agli input del paziente durante il percorso della malattia renale cronica.

Sviluppare obiettivi misurabili

Una volta analizzato adeguatamente il profilo basale della malattia renale cronica di un paziente, lo sviluppo di obiettivi terapeutici definiti con precisione stimola la motivazione consentendo al contempo il monitoraggio quantitativo del miglioramento nei mesi successivi. Gli indicatori dinamici dello sviluppo della malattia e le misure relative allo stile di vita associato dovrebbero essere esaminati periodicamente.

Gli esempi includono:

Emoglobina A1c: Per i diabetici, il raggiungimento di un obiettivo convenzionale inferiore al 7% o un obiettivo ottimizzato inferiore al 6,5% riduce il danno agli organi associati all'iperglicemia.

Pressione sanguigna: Mantenere i valori in modo affidabile attorno a 130/80 mmHg (o sotto 120/80 mmHg per i soggetti proteinurici) evita che l'ipertensione comporti un'ulteriore insufficienza renale.

Rapporto albumina-creatinina: Questo test delle urine valuta la progressione del danno renale con obiettivi che cambiano in base all'età, alla razza e allo stadio della malattia renale cronica. Le tendenze al rialzo implicano che è necessaria un'intensificazione del trattamento.

Indice di massa corporea (IMC): Un BMI > 30 kg/m2 aumenta il rischio di malattia renale nel tempo. Perdere anche il 5-10% di peso corporeo in più allevia considerevolmente il carico infiammatorio e metabolico associato all'obesità sui reni.

Fitness cardiorespiratorio: La bassa capacità di esercizio è fortemente collegata alla mortalità nelle persone con insufficienza renale cronica. Vedere i parametri di fitness aerobico come l'aumento del picco VO2 anche con incrementi minori prevede una maggiore conservazione della funzione renale a lungo termine.

Valutazioni riportate dai pazienti: Le indagini standardizzate valutano esperienze complesse come l'invadenza per malattia, lo stress emotivo, la stanchezza, il coinvolgimento della comunità, il supporto sociale percepito e il benessere generale. Tutti influenzano profondamente i risultati clinici.

In parole povere, ciò che viene misurato viene gestito. La definizione anticipata degli indicatori di malattia e degli obiettivi qualitativi, la loro revisione trimestrale e l'ottimizzazione dei metodi di trattamento mantengono l'assistenza allineata con le priorità del paziente lungo il percorso della malattia renale cronica.

Monitoraggio di sintomi e metriche

Una volta avviato un piano di trattamento della malattia renale cronica, il monitoraggio accurato dei sintomi soggettivi insieme ai marcatori oggettivi dei test e ai dati fisiologici consente la calibrazione precisa di farmaci, nutrizione, impostazioni di dialisi e modifiche dello stile di vita per massimizzare la risposta individuale di ciascun paziente. I modelli nel tempo dimostrano l'efficacia mentre gli allarmi promuovono la gestione precoce dei problemi.

Segnalazione dei sintomi del paziente

Strumenti standardizzati: sondaggi convalidati come il Kidney Disease Quality of Life Short Form (KDQoL-SF) o il Kidney Disease Quality of Life Cognitive Function (KDQoLC-SF) catturano quantitativamente risultati complessi riferiti dai pazienti come affaticamento, funzione sessuale, salute emotiva, qualità del sonno , salute cognitiva, carico dei sintomi e impatto percepito della malattia renale.

Note qualitative — I quaderni dei sintomi a risposta aperta che coprono osservazioni come cambiamenti nell'edema, crampi, fame, resistenza, lucidità mentale o dolore urinario nelle parole dei pazienti forniscono informazioni fenomenologiche vitali difficili da estrarre dai soli laboratori. Questi possono rivelare anomalie di liquidi, elettroliti o dietetiche che necessitano di modifiche.

Monitoraggio remoto - Le applicazioni mobili di telemedicina o i dispositivi collegati ora forniscono ai medici dati vitali di accesso rapido come pressione sanguigna, peso e test delle urine a domicilio. I modelli irregolari innescano naturalmente un follow-up più attento.

Prospettive dei partner assistenziali - Il contributo dei familiari che vivono a fianco dei pazienti potrebbe indicare crescenti vincoli funzionali o psicosociali meno evidenti per i pazienti stessi, tra cui mobilità ridotta o depressione e ritiro dal coinvolgimento della comunità.

Monitoraggio oggettivo delle metriche

Pendenza eGFR - Il grafico accurato della velocità di filtrazione glomerulare stimata nel corso di prelievi di laboratorio successivi offre la migliore rappresentazione del fatto che la funzione renale diminuisca rapidamente o in modo costante nel corso delle stagioni. Per quanto riguarda i cambiamenti, è necessario procedere alla titolazione dei farmaci.

Albuminuria/Proteinuria - Il segno più evidente di danno renale residuo deriva dai campioni mensili di urina che valutano la perdita patologica di proteine nelle urine, particolarmente rilevanti per la sorveglianza della nefropatia diabetica.

Analisi del sangue - Oltre ai parametri renali, l'anemia, gli indicatori ossei come l'ormone paratiroideo, gli elettroliti come potassio/sodio/bicarbonato e i parametri dello stato di idratazione forniscono input cruciali su come vengono gestiti i sistemi di organi associati ai reni.

Deficit di dialisi - Per i soggetti in emodialisi, misurazioni come l'aumento del peso interdialitico che supera il 3% del peso basale durante la notte o l'ipotensione intradialitica segnalano problemi come l'eccesso di sale o l'ultrafiltrazione aggressiva che richiedono una revisione della prescrizione della dialisi.

I team sanitari che combinano test di laboratorio correttamente interpretati e monitoraggio fisiologico con valutazioni regolari dei sintomi dei pazienti e una comunicazione aperta alla fine prendono le migliori decisioni terapeutiche e azioni tempestive. Ciò riduce i problemi e le degenze ospedaliere, promuovendo al tempo stesso la qualità della vita: l'obiettivo fondamentale di un'assistenza renale completa.

Modificare il tuo piano nel tempo

Considerati gli impatti molteplici che l'accumulo di danni renali esercita sulla salute e sul benessere, la personalizzazione dei piani di trattamento man mano che lo stato del paziente si evolve o si stabilizza dovrebbe adattarsi in modo di supporto nel corso di mesi o anni di gestione della malattia cronica piuttosto che attenersi rigidamente ai soli protocolli iniziali. I cali implicano una terapia più aggressiva mentre il ritrovamento della stabilità può sollecitare la prudenza.

Ottimizzazione della dialisi

Se una modalità selezionata come la peritoneale o l'emodialisi diventa insufficiente, sintomatica o scarsamente tollerata dal paziente dopo una fase di prova iniziale, lo studio di altre apparecchiature, prescrizioni o anche il passaggio a una modalità alternativa può ripristinare meglio i risultati benefici. La valutazione frequente è fondamentale.

Aggiustamenti dei farmaci

Allo stesso modo, le classi di farmaci per la malattia renale cronica come gli ACE inibitori, il bicarbonato di sodio, i chelanti del fosfato o i trattamenti per l'anemia con ESA dimostrano risposte variabili o effetti collaterali da persona a persona, spesso richiedendo titolazione, sostituzioni, interruzioni o aggiunte attentamente monitorate durante il corso della cura.

Adattamento nutrizionale
Allo stesso modo, le quantità dietetiche che seguono il cambiamento della funzionalità renale possono richiedere una graduale liberalizzazione delle restrizioni di proteine, potassio, fosforo o sale nel tempo man mano che il metabolismo e la capacità di filtrazione si stabilizzano, prevenendo allo stesso tempo l'accumulo relativo al cambiamento delle linee di base attraverso stagioni di malattia e benessere influenzati da altri co. -condizioni.

Spostamenti di priorità

Con la diminuzione della riserva renale intrinseca, questioni come la gestione della pressione arteriosa o la regolazione glicemica possono diventare meno cruciali rispetto alle esigenze di funzionamento quotidiano come il risparmio energetico, la salute delle ossa, l'accesso alla dialisi o la preparazione al trapianto, sempre più rilevanti per la qualità della vita.

Piuttosto che essere rappresentati come protocolli permanenti, i percorsi di cura ideali per la malattia renale cronica utilizzano approcci dinamici che enfatizzano la cooperazione tra professionisti e pazienti per monitorare, valutare e calibrare i farmaci tenendo il passo con lo sviluppo delle priorità nel corso di una malattia permanente piena di incertezza e impermanenza. La flessibilità bilancia le prove.

Capitolo Otto

Vivere la tua vita migliore con una malattia renale

Mantenere una mentalità positiva

Sebbene inizialmente sorprendente e dirompente, adattare il proprio pensiero e il dialogo interiore per abbracciare l'ottimismo e le opportunità nonostante la sofferenza cronica dell'avanzamento della malattia renale diventa cruciale per la resilienza emotiva, l'aumento del benessere e il miglioramento dei risultati clinici nel lungo periodo. Una serie di pratiche mentali positive aiutano a mantenere l'entusiasmo fiducioso.

Riformulare gli schemi di pensiero

Catturare il dialogo interiore negativo - Notare e annotare i temi negativi ricorrenti del dialogo interiore promuove la consapevolezza. Sostituisci apertamente le ansie errate relative al fallimento del trattamento o all'isolamento sociale con vere alternative positive.

Focus sulla gratitudine - Tenere un quaderno quotidiano della gratitudine spostando attivamente l'attenzione sui doni attuali controbilancia l'ansia o le ipotesi di carenza riguardo al futuro. Persone, esperienze e talenti sono ancora presenti e forniscono speranza.

Mentalità di crescita – Le capacità di credere e le condizioni di salute rimangono fluide anziché fisse, facilitando l'immagine del progresso. Avere tolleranza per le debolezze percepite come transitorie mentre si lavora sui punti di forza.

Perdonare le battute d'arresto - Promuove la crescita futura piuttosto che l'autogiudizio.

Trattamenti mancati, pasti stravaganti o esami anormali capitano a tutti i pazienti. Ripristina con la cura di te stesso.

Tecniche terapeutiche

Meditazione - Calma le sensazioni di ansia e tristezza in eccesso con un allenamento di consapevolezza nonostante i disagi fisici. La maggior parte delle strategie richiede circa 5-10 minuti al giorno.

Consulenza - Affronta i modelli di pensiero distorti alla base o i problemi di salute psicologica che portano a un coping inadeguato, talvolta accompagnato da malattie significative, attraverso la terapia della parola professionale e attività guidate.

Hobby - Gli hobby creativi ispirano un senso di scopo e orgoglio non collegato alla malattia. Arti, mestieri, scrittura, giochi e altro ancora focalizzano l'attenzione su ciò che si può fare sulla base di talenti intatti.

Sebbene paradossale quando non si sta bene, impegnarsi costantemente per insegnare abitudini di pensiero positive influenza sostanzialmente la qualità della vita, il controllo percepito e i risultati clinici. Una comunità solidale normalizza le difficoltà.

Sistemi di supporto sociale

Considerati i molteplici impatti fisici, emotivi e logistici che l'accumulo di malattie renali scatena in quasi tutti gli aspetti della vita, coltivare diversi livelli di supporto sociale pratico e connessioni comunitarie svolge un ruolo protettivo vitale nel combattere l'isolamento e migliorare la capacità di affrontare la malattia cronica. Sia le reti personali informali che i gruppi formali forniscono connessioni incarnate altrimenti assenti.

Reti di supporto informale

Famiglia e amici - Le connessioni intime consentono un'espressione onesta che consente la vulnerabilità e allo stesso tempo dà reciprocità aiutando a combattere un'identità di "ruolo malato". L'esperienza condivisa crea resilienza.

Mentori tra pari - Relazionarsi con persone che attraversano problemi di malattia simili attraverso gruppi, forum o abbinamenti individuali crea appartenenza, destigmatizza le difficoltà e fornisce suggerimenti dall'interno che i pazienti possono fornire in modo univoco.

Partner di cura - Designare persone di supporto che partecipano alle visite o supportano i trattamenti domiciliari mantiene la motivazione pur garantendo responsabilità lungo regimi di trattamento impegnativi.

Comunità partecipative formali

Gruppi di supporto - Le sessioni di gruppo facilitate consentono lo scambio di intuizioni pratiche sulla malattia con una nutriente catarsi emotiva e una riduzione della solitudine di persona o elettronicamente.

Gite comunitarie - Le possibilità di svago dei gruppi, dalla cena fuori allo yoga adattato, riuniscono pazienti che altrimenti soffrirebbero di un prolungato isolamento sociale a causa di problemi di stanchezza o responsabilità terapeutiche non sincronizzate con i normali stili di vita dei coetanei.

Partecipazione all'avvocatura - Unirsi a organizzazioni di difesa della salute renale che promuovono riforme legislative, sensibilizzazione del pubblico e finanziamenti alla ricerca offre un senso di scopo e autoefficacia nonostante la mancanza di controllo fisico sul progresso della condizione.

L'accesso all'assistenza sociale, ai forum destigmatizzanti e alle comunità partecipative preserva la dignità umana fondamentale e l'ottimismo durante la malattia renale fisicamente ed emotivamente gravosa. La connessione genera resilienza.

Superare le sfide

Nonostante le consistenti cure mediche, i pazienti affetti da malattia renale cronica devono affrontare gravi difficoltà emotive, pratiche e finanziarie che la maggior parte delle persone sane non riesce a realizzare. Dai mal di testa da dialisi che riducono le energie già limitate alla paura di perdere il lavoro o la copertura assicurativa a fronte di costi astronomici di trattamento, emergono scoraggianti sfide multidimensionali che richiedono una preparazione proattiva mentalmente, logisticamente e attraverso sistemi di supporto sociale per affrontare ogni fase senza perdere integrità o identità.

Preservare la normalità

Adattamento dei ruoli - Accettare i vincoli riformulando l'identità oltre il "paziente" o il "malato". Concentrati su ruoli intatti: partner, coach, artista, difensore. Modificare le attività in base alle capacità attuali, non alla storia.

Prepararsi alle interruzioni - La dialisi e gli esami/appuntamenti regolari interrompono il lavoro e le responsabilità familiari. Istruire i datori di lavoro sui probabili requisiti o restrizioni durante ogni stagione, confermando al contempo le strutture di supporto di backup per preservare questi pilastri di scopo quando la salute cambia.

Sostenere i bisogni - Le malattie renali mettono a dura prova le finanze a causa delle spese mediche, dei medicinali e delle interruzioni del lavoro. Cercare aiuto finanziario tempestivamente massimizzando la copertura assicurativa, gli aiuti per la disabilità, i programmi di assistenza finanziaria farmaceutica e per la dialisi a catena, molto prima che i problemi di costo mettano a repentaglio la stabilità mentale.

Benessere a prova di futuro

Coltivare portabilità e flessibilità - Esplorare le tecniche di dialisi domiciliare eliminando i confini geografici. Pesare le possibilità di trapianto espandendo la libertà di localizzazione. Le polizze di viaggio per le forniture peritoneali o i pass per gli ospiti in centro migliorano la flessibilità.

Dare priorità alla salute mentale - Depressione, ansia e dolore si sviluppano in molti che sperimentano l'incertezza della malattia cronica. La terapia individuale e di gruppo difende la gioia, lo scopo e le relazioni attraverso periodi tumultuosi fisici ed emotivi.

Approfondire i legami comunitari - Isolarsi per mascherare i limiti crea mentalità depresse. Pianificare regolarmente i contatti sociali è un problema. Centri di dialisi, gruppi di supporto ed eventi di sostegno circondano individui che comprendono ostacoli unici.

Ridefinire scopo ed eredità

Il decorso non lineare della malattia renale cronica alla fine influenza le idee sullo scopo della vita, sul significato e su ciò che costituisce un'eredità duratura che va oltre la sopravvivenza per decenni. L'evoluzione dell'identità personale da paziente furioso a mentore illuminato in grado di ridurre le difficoltà per le generazioni future offre un'enorme gioia nel ripagare le avversità per un beneficio comune.

Pagandolo attraverso il patrocinio o il coaching

Sfruttare le reali competenze dei pazienti e le esperienze personali condivise senza timore fornisce supporto cruciale, ispirazione e speranza convalidata di cui altri affetti da malattia renale cronica hanno urgentemente bisogno. Sia attraverso il peer coaching di base, la facilitazione di seminari comunitari, canali di sostegno sui social media, eventi di networking senza scopo di lucro o attività politica locale, il tempo dedicato e le conoscenze acquisite con fatica sulla malattia per il beneficio pubblico corrispondono alle ambizioni ereditate oltre la diagnosi.

Ruoli formali senza scopo di lucro:
- Coordinatore della campagna di sensibilizzazione
- Navigatore dei pazienti ospedalieri - Consulente politico/legale

- Mentore tra pari virtuale o di persona - Visitatore del centro di dialisi - Leader della classe per il partner di assistenza

La partecipazione sostenuta all'advocacy offre significato mentre la salute fisica rimane fuori controllo. Collaborare per influenzare i processi sistemici che aumentano l'accesso alle cure renali, l'istruzione o l'accelerazione della ricerca può garantire un impatto a catena duraturo a beneficio delle persone colpite da una politica sanitaria renale insufficiente negli anni a venire attraverso uno slancio continuo. La comunità chiama.

Lo sviluppo di un programma di allenamento completo e facile da seguire per migliorare la salute dei reni prevede una combinazione di esercizi cardiovascolari, allenamento per la forza, lavoro sulla flessibilità e attività di equilibrio. Consulta sempre il tuo medico prima di iniziare un nuovo programma di esercizi, soprattutto se hai una malattia renale.

Bonus esclusivo

Un programma di allenamento completo per migliorare la salute dei reni

Introduzione

Mantenere la salute e il benessere generale è fondamentale e l'integrazione di un regime di fitness sano può svolgere un ruolo chiave nel mantenimento della funzionalità renale. Questo regime di allenamento approfondito mira a fornire un approccio equilibrato, coprendo fitness cardiovascolare, forza, flessibilità ed equilibrio. Dai priorità alla coerenza e alla sicurezza e consulta il tuo medico curante per verificare che questi allenamenti corrispondano alle tue specifiche esigenze di salute.

Riscaldamento

Il riscaldamento è fondamentale per preparare il corpo all'attività, aumentando il flusso sanguigno ai muscoli e promuovendo la flessibilità. Inizia ogni sessione con 5-10 minuti di attività aerobica moderata, come camminare a ritmo sostenuto o marciare sul posto. Seguilo con allungamenti dinamici per far lavorare i gruppi muscolari e le articolazioni chiave. Concentrati su movimenti moderati per aumentare gradualmente la frequenza cardiaca e rilassare il corpo.

Routine di riscaldamento:

1. Marcia sul posto (5 minuti): solleva le ginocchia in alto mentre fai oscillare delicatamente le braccia per aumentare gradualmente la frequenza cardiaca.
2. Cerchi con le braccia (2 minuti): ruota le braccia avanti e indietro per riscaldare le articolazioni delle spalle.
3. Oscillazioni delle gambe (2 minuti per ciascuna gamba): posizionarsi accanto al supporto e oscillare

una gamba avanti e indietro per far lavorare i muscoli delle anche.

Esercizio cardiovascolare

Le attività cardiovascolari sono vitali per promuovere la salute del cuore, stimolare la circolazione e mantenere la funzione renale. Cerca di impegnarti in almeno 150 minuti di attività aerobica di moderata intensità ogni settimana. Scegli le attività che ti piacciono per renderlo sostenibile.

Opzioni di esercizi cardiovascolari:

1. Camminata veloce (30 minuti, 5 volte a settimana): cammina a un ritmo che aumenta la frequenza cardiaca ma ti consente di mantenere una conversazione.
2. andare in bicicletta (20 minuti, 3 volte a settimana): sia su una cyclette che all'aperto, andare in bicicletta è una scelta a basso impatto.

3. Nuoto (20-30 minuti, 2 volte a settimana): un allenamento per tutto il corpo con una pressione minima sulle articolazioni.

4. Ballo (20-30 minuti, 2 volte a settimana): partecipa a routine di ballo per rendere il cardio più divertente.

5. Jumping Jacks (10 minuti, 3 volte a settimana): un approccio semplice ed efficace per aumentare la frequenza cardiaca.

Allenamento della forza

Gli esercizi di forza aiutano a far crescere la massa muscolare, migliorano il metabolismo e promuovono la forma fisica funzionale totale. Includere due o tre allenamenti a settimana concentrandosi sui gruppi muscolari chiave. Inizia con pesi minori e aumenta progressivamente man mano che la tua forza si sviluppa.

Routine di allenamento per la forza:

1. Squat a corpo libero (3 serie da 12-15 ripetizioni): stai con i piedi alla larghezza delle spalle, abbassa il corpo come se fossi seduto su una sedia e ritorna alla posizione di partenza.

2. Push-up (3 serie da 10-12 ripetizioni): esegui sulle punte dei piedi o sulle ginocchia, concentrandoti sul petto e sui tricipiti.

3. Rematori con manubri (3 serie da 12-15 ripetizioni): utilizzando manubri leggeri, piegati sui fianchi e rema i pesi verso il petto.

4. Affondi con manubri (3 serie da 12-15 ripetizioni per gamba): fai un passo avanti con un piede, abbassa il busto e ritorna alla posizione di partenza.

5. Plank (3 serie, mantieni la posizione da 30 secondi a 1 minuto): coinvolgi il core e mantieni una linea retta dalla testa ai talloni.

Flessibilità e allungamento

Gli esercizi di flessibilità migliorano la mobilità articolare e riducono al minimo il rischio di infortuni. Incorpora lo stretching nella tua pratica,

concentrandoti sui principali gruppi muscolari.
Mantieni ogni allungamento per 15-30 secondi,
inspirando profondamente ed evitando di saltare.

Routine di flessibilità:

1. Allungamento del collo: inclina delicatamente la
testa da un lato, mantenendo la posizione per 15
secondi, quindi cambia lato.
2. Allungamento delle spalle: porta un braccio sul
petto, tenendolo con la mano opposta, quindi
scambia i lati.
3. Allungamento dei tendini del ginocchio: sedersi
sul pavimento con una gamba tesa e raggiungere le
dita dei piedi, mantenendo la posizione per 15
secondi su ciascun lato.
4. Allungamento dei polpacci: posizionati di fronte
a un muro, posizionando un piede dietro di te con il
tallone sul pavimento e piegati in avanti per
allungare il polpaccio.

5. Allungamento dei flessori dell'anca: inginocchiati su un ginocchio, premi i fianchi in avanti e mantieni la posizione per 15 secondi su ciascun lato.

6. Rotazione del tronco: siediti o stai in piedi, ruota il corpo da un lato, mantieni la posizione per 15 secondi, quindi gira i lati.

Equilibrio e stabilità

Migliorare l'equilibrio e la stabilità è vitale, soprattutto per le persone a rischio di cadute. Incorpora esercizi di bilanciamento per sviluppare coordinazione e stabilità.

Routine di equilibrio:

1. Stand su una gamba (3 serie, 30 secondi per gamba): stare in piedi su una gamba

gamba, aggrappandosi a una superficie solida se necessario, quindi cambiare gamba.

2. Camminata dal tallone ai piedi (5 minuti): cammina in linea retta, posizionando il tallone di un piede esattamente davanti alle dita dell'altro.

3. Esercizi di equilibrio su una superficie instabile (ad esempio, palla BOSU): esegui squat o affondi su una superficie instabile per sfidare la stabilità.

4. Tai Chi o Yoga (30 minuti, 2 volte a settimana): entrambe le discipline sviluppano equilibrio, flessibilità e rilassamento.

Raffreddare

Il raffreddamento è fondamentale per riportare gradualmente la frequenza cardiaca alla normalità e prevenire fastidi muscolari. Dedica 5-10 minuti a esercizi di stretching leggero e respirazione profonda.

Routine di raffreddamento:

1. Respirazione profonda (5 minuti): siediti o sdraiati, inspira profondamente attraverso il naso,

trattieni la respirazione per alcuni secondi ed espira delicatamente.

2. Posizioni yoga delicate (10 minuti): includi posizioni rilassanti come la posa del bambino o della mucca del gatto per decomprimere.

Monitoraggio e aggiustamenti

Valuta regolarmente i tuoi progressi e presta attenzione a come il tuo corpo risponde all'esercizio. Se qualsiasi azione produce disagio o dolore, modificare o visitare il proprio medico. Aumenta gradualmente l'intensità e la durata degli esercizi man mano che la tua forma fisica migliora.

Questo regime di fitness approfondito offre un approccio olistico per migliorare la salute dei reni. Coerenza, miglioramento graduale e impegno per il tuo benessere sono componenti chiave di una buona strategia di fitness. Sottolinea sempre la sicurezza, ascolta il tuo corpo e consulta il tuo medico per verificare che la routine corrisponda alle tue esigenze di salute specifiche.

20 adatto ai reni ricette con ingredienti e preparazione

1. Pollo grigliato alle erbe e limone
Ingredienti: - Petti di pollo

- Succo di limone

- Olio d'oliva

- Erbe aromatiche fresche (rosmarino, timo, prezzemolo) - Sale e pepe a piacere

Istruzioni:

1. In una ciotola, unisci il succo di limone, l'olio d'oliva, le erbe tritate, sale e pepe.

2. Marinare i petti di pollo nel composto per almeno 30 minuti.

3. Grigliare fino a cottura completa, assicurandosi che la temperatura interna raggiunga i 74°C (165°F).

2. Cavolfiore e broccoli saltati in padella
Ingredienti:

- Cimette di cavolfiore

- Cimette di broccoli

- Salsa di soia a basso contenuto di sodio

- Aglio - Zenzero

- Olio di sesamo

- Riso integrale

Istruzioni:

1. Soffriggere cavolfiore e broccoli in olio di sesamo con aglio tritato e zenzero.

2. Aggiungi la salsa di soia a basso contenuto di sodio e continua la cottura finché le verdure non saranno morbide.

3. Servire su riso integrale cotto.

3. Salmone al forno con salsa all'aneto

Ingredienti:

- Filetti di salmone

- Yogurt greco

- Aneto fresco - Succo di limone

- Sale e pepe a piacere

Istruzioni:

1. Condire il pesce con sale e pepe, cuocere fino a quando diventa friabile.

2. Mescola lo yogurt greco, l'aneto tritato e il succo di limone per la salsa.

3. Irrorare la salsa all'aneto sul pesce cotto prima di servire.

4. Peperoni ripieni di quinoa e verdure

Ingredienti:

- Quinoa
- Fagioli neri
- Verdure miste (peperoni, mais, piselli)
- Salsa di pomodoro
- Formaggio magro (facoltativo)

Istruzioni: 1. Cuocere la quinoa e unirla con fagioli neri, verdure e salsa di pomodoro.

2. Riempire il composto in metà peperoni.

3. Cuocere fino a quando i peperoni saranno morbidi e, facoltativamente, cospargere con formaggio magro.

5. Spiedini di tacchino e verdure

Ingredienti:

- Cubi di tacchino
- Pomodorini
- Peperoni
- Olio d'oliva - Succo di limone
- Aglio in polvere

Istruzioni:

1. Infilare i cubetti di tacchino, i pomodorini e i peperoni sugli spiedini.
2. Mescola olio d'oliva, succo di limone e aglio in polvere per una marinata.
3. Grigliare gli spiedini finché il tacchino non sarà completamente cotto.

6. Frittata di albumi con spinaci e pomodori

Ingredienti:

-Albumi d'uovo
- Spinaci
- Pomodorini

- Sale e pepe a piacere

Istruzioni:

1. Sbattere gli albumi e versarli in una padella antiaderente ben calda.

2. Aggiungi gli spinaci e taglia i pomodorini.

3. Piega la frittata e cuoci finché non si solidifica.

7. Zuppa di lenticchie e verdure

Ingredienti:

- Lenticchie

- Carote

- Sedano - Brodo vegetale iposodico - Timo, alloro

- Sale e pepe a piacere

Istruzioni:

1. Soffriggere carote e sedano, aggiungere le lenticchie, il brodo vegetale, il timo e l'alloro.

2. Cuocere a fuoco lento fino a quando le lenticchie saranno tenere.

3. Condire con sale e pepe a piacere.

8. Patate arrostite con aglio e rosmarino
Ingredienti:
- Patate rosse
- Aglio
- Rosmarino fresco
- Olio d'oliva
- Sale e pepe a piacere

Istruzioni:
1. Condire le patate rosse tagliate in quarti con aglio tritato, rosmarino tritato, olio d'oliva, sale e pepe.
2. Arrostire fino a quando le patate saranno dorate e morbide.

9. Yogurt greco perfetto
Ingredienti:
- Yogurt greco
- Bacche fresche
- Frutta a guscio (mandorle, noci) - Miele

Istruzioni: 1. Metti uno strato di yogurt greco con frutti di bosco freschi e mandorle tritate.

2. Irrorare con il miele prima di servire.

10. Insalata di gamberi e avocado
Ingredienti:
- Gamberi alla griglia
- Avocado
-Verdure miste
- Pomodorini
- Olio d'oliva
- Aceto balsamico

Istruzioni:
1. Condisci i gamberi grigliati, l'avocado a fette, le verdure miste e i pomodorini.
2. Condire con una miscela di olio d'oliva e aceto balsamico.

11. Frittata di asparagi e pomodoro
Ingredienti:
-Albumi d'uovo
- Asparago
- Pomodorini

- Parmigiano

- Sale e pepe a piacere

Istruzioni:

1. Rosolare gli asparagi e i pomodorini in padella.

2. Versare gli albumi montati sulle verdure.

3. Cospargere con parmigiano e cuocere fino a cottura.

12. Pollo al forno con limone ed erbe aromatiche

Ingredienti:

- Cosce di pollo

- Succo di limone

- Erbe aromatiche fresche (rosmarino, timo) - Olio d'oliva

- Sale e pepe a piacere

Istruzioni:

1. Marinare le cosce di pollo in una combinazione di succo di limone, erbe fresche, olio d'oliva, sale e pepe.

2. Cuocere fino a completa cottura.

13. Ciotola per frullato ai frutti di bosco
Ingredienti:
- Frutti di bosco misti (fragole, mirtilli, lamponi)
- Yogurt greco
- Latte di mandorle
- Muesli
- Fette di banana

Istruzioni:
1. Frulla i frutti di bosco con yogurt greco e latte di mandorle.
2. Versare in una ciotola e cospargere con granola e fette di banana.

14. Ingredienti per l'insalata di cetrioli e ceci:
- Cetriolo
- Ceci
- Pomodorini
- Cipolla rossa

- Vinaigrette al limone

Istruzioni:

1. Unisci il cetriolo a fette, i ceci, i pomodorini e la cipolla rossa.

2. Condire con un po' di vinaigrette al limone.

15. Ingredienti del peperoncino di tacchino e verdure:

- Tacchino macinato
- Fagioli rossi
- Pomodori
- Peperoncino in polvere, cumino, paprika
- Brodo vegetale a basso contenuto di sodio

Istruzioni:

1. Rosolare il tacchino macinato, aggiungere fagioli, pomodori e condimenti.

2. Versare il brodo vegetale a basso contenuto di sodio e cuocere a fuoco lento finché i sapori non si uniscono.

16. Ingredienti per l'insalata di spinaci e fragole:

- Spinaci freschi
- Fragole a fette
- Formaggio di capra
- Vinaigrette all'aceto balsamico

Istruzioni:

1. Condisci gli spinaci freschi con le fragole a fette e il formaggio di capra sbriciolato.
2. Condire con vinaigrette all'aceto balsamico.

17. Merluzzo al forno con salsa di pomodoro e olive

Ingredienti:

- Filetti di merluzzo
- Pomodorini
-Olive Kalamata
- Olio d'oliva
- Succo di limone

Istruzioni:

1. Condire i filetti di pesce e cuocerli fino a quando diventano friabili.

2. Mescolare i pomodorini e le olive Kalamata con olio d'oliva e succo di limone per condire.

18. Ingredienti per purè di patate dolci e carote:

- Patate dolci
- Carote
- Cannella
- Noce moscata
- Burro (facoltativo)

Istruzioni:

1. Lessare le patate dolci e le carote fino a renderle morbide.

2. Schiacciare con cannella, noce moscata e burro opzionale.

19. Spiedini Alla Caprese
Ingredienti:

- Pomodorini

- Palline di mozzarella
- Foglie di basilico fresco
- Glassa balsamica

Istruzioni:

1. Infilare i pomodorini, le palline di mozzarella e le foglie di basilico fresco sugli spiedini.
2. Irrorare con glassa balsamica prima di servire.

20. Insalata di broccoli e fagioli bianchi

Ingredienti: - Broccoli al vapore - Fagioli bianchi - Cipolla rossa - Vinaigrette al limone

Istruzioni:

1. Mescolare i broccoli al vapore, i fagioli bianchi e la cipolla rossa affettata.
2. Condire con un po' di vinaigrette al limone.

Questi piatti adatti ai reni hanno lo scopo di migliorare la salute generale seguendo le raccomandazioni dietetiche. È possibile apportare modifiche in base alle esigenze individuali ed è sempre bene parlare con un operatore sanitario o un dietista certificato per una guida personalizzata.

www.ingramcontent.com/pod-product-compliance
Lightning Source LLC
Chambersburg PA
CBHW071506220526

45472CB00003B/935